歯科医院
増患
プロジェクト

スタッフみんなで取り組む26の手法

Nemoto Kazuma
根本和馬
アンリミテッド株式会社
医経統合実践会 主宰

デンタルダイヤモンド社

ブックデザイン・奥定泰之

はじめに

2005年から歯科医院経営コンサルタントを始め、早くも12年が経とうとしています。この間、わが国は人口が減少しながらも、歯科医院の数は顕著に減っているわけではありません。理論上では、1医院あたりの来院数は減っていくはずですが、私がこれまでコンサルティングさせていただいた歯科医院のほとんどは、年を追うごとに増患しています。

その一方、患者数が減り、たとえば4台あったチェアーを、1台、また1台と使わなくなり、使われなくなったチェアーやその周りには機材が置かれ、衰退の一途を辿る歯科医院もあります。

歯科医院は「立地ビジネス」ですので、どのような立地にあるかで来院数は大きく異なってきます。しかし、だからと言って「立地がよければ、必ず患者さんは集まる」というわけでもありません。

「立地」という要素を除けば、患者数が多い歯科医院と少ない歯科医院の違いは、「行動量の違い」です。

仕事柄、これまで数多くのビジネス書を読んできましたが、ビジネスにおいて、結果を出すために必要なのは、

1．「何のために、それをやるのか」という目的、理念、志を高くもつ

2．「1」を実現するために、具体的な事柄を、まずやってみる

3．「2」でやってみたことを、さらによくするために改善する

これらのステップを踏むことに集約されると感じています。それは、歯科医院における増患についても例外ではありません。

本書は、歯科雑誌「月刊デンタルダイヤモンド」での2年にわたる連載に、加筆・修正を加わえ、さらに、既に成功を収めた歯科医院の院長先生、スタッフの方との対談を収載した、豪華な一冊です。

本書を熱心にお読みになる院長先生やスタッフの方は、既に大きな成功・成長を収められていると思います。しかし、**「現状維持は衰退と同じ」**ですので、本書に書かれている内容で、まだ実践されていない取り組みはもちろん、実践を試みたものの、途中でとん挫している取り組みを再開されるためにお役立ていただければ幸いです。一口に「増患」と言っても、医院によって合う内容、合わない内容があると思います。本書は、「システム構築」「インターネット」「スタッフ」の3つのジャンルに分けて記載しています。自院に必要と思われるジャンルから読んでいただければと思います。

また、私が主宰する医経統合実践会は**「スタッフをクリニック経営に巻き込む」**をコンセプトにしています。本書をひとりでも多くのスタッフに読んでいただき、「当院で取り入れたいことは何か？」、「この本に書いてある内容を実践するために、いつから、誰が、何をするのか？」など、ミーティングの議題にしていただければ幸いです。

社会人になってからの学習は、「実践することを決めるためにするもの」です。読書、セミナー、他院見学など、あらゆるインプットについてそれが言えます。

本書によって増患が実現する。

これが著者の最大の願いです。

医経統合実践会 主宰
医経統合コンサルタント
根本和馬

第3章　スタッフの力を引き出す

第1章

システムの構築は増患の第一歩

先生、本当に増患したいですか？

これからの歯科医院経営を取り巻く環境はより厳しくなる？

いま本書を読まれている先生は、もしかしたら現在、増患に悩んでいないかもしれませんが、今後も現在の状態が続くとは限りません。

むしろ今後は、「人口減少」、「保険点数削減」、「いままで保険算定が認められた処置が認められなくなる」、「増税などで支払うお金が増えていく」、「競合歯科医院の増加」など、歯科医院経営を取り巻く環境は、さらに厳しくなると予想されますから、いまと同じ状態が続かないと考えるほうが自然です。

ですから、いままさに「新患数が年々減っている」、「以前は1週間先のアポイントまで埋まっていたのに、最近は空きが目立つ」など、新患数や一日の来院者数でお悩みの先生はもちろん、現在は困っていない先生も、本書でお伝えする手法や考え方を一つでも多く取り入れてください。

数値で結果を出すプロセスを考える

最初のテーマは「本当に増患したいですか？」です。冒頭から増患に関するノウハウや手法をお伝えすることも考えたのですが、私は日々の診療だけでも忙しく、時間を捻出してこのページを読んでくださっている先生が、この内容を実践されることで、増患を実現してほしいと真剣に願っています。そう考えたとき、このテーマは避けて通れず、また最初のうちにお伝えするほうが効果的と思い、冒頭でお伝えすることにしました。

私は10年以上、歯科医院経営コンサルタントとして、これまで200医院以上の経営コンサルティングを行ってきました。そのなかで感じた「増患」に対する印象は、「歯科医院経営に関する数値も、身体の数値（体重等）も、結果を出すプロセスは同じだ」ということです。

ここではわかりやすく「体重」をたとえに書きますが、「何となく痩せたいなぁ」

という人と「今年はさらにカッコよく水着を着こなしたいから、6月末までに体重を65kgにする！」という人では、どちらが結果が出やすいと思いますか？

これは多くの人が後者と答えますよね。

歯科医院経営に関する数値も、これと同じです。つまり、結果を出すうえでは、

- **「なぜその結果を得たいのか？」という目的や理由**
- **目的を達成するために必要となる具体的な数値目標**

が不可欠なのです。

「やること表」

本書は、私の向かいに先生が座られていて、私が先生にコンサルティングさせていただいている情景を思い浮かべながら執筆しています。実際のコンサルティングでは、その日の終わりに「次回のコンサルティングまでの〝やること表〟」という課題を、先

ねもと歯科クリニック様　2月4日（水）までの取り組み事項

「進行状況」をご記入の上、**1月28日（水）まで**にメール（kazuma@ikeitougou.jp）またはFAX（045－548－4107）をお願い致します。

担当者	取り組み事項	進行状況
幹部	フォルダ「教育用テキスト」にあるテストを参考に、当院のテスト内容を幹部ミーティングなどで話し合う	
幹部	フォルダ「動画撮影について」を活用し「いつに」「誰と誰が」「何の業務の撮影をするのか」を決める	
根本先生	2月コンサル時のお昼休みには、幹部スタッフも交えたミーティングを実施するので、その旨、予め幹部スタッフに伝えておく	
根本先生	フォルダ「14.12.25」をスタッフも閲覧可能な環境にする	
根本先生	この「やること表」の進行状況を入力の上、1月28日（水）までに根本にメール	

［図1］筆者のクライアントにお渡ししている実際の「やること表」

生やスタッフに提示しているのですが、本書もそれに倣って「やること表」を先生にご提示します**【図1】**。

今回の「やること表」は、

①なぜ数値を上げたいのか、理由を明確にする

②数値目標を明確にする

③①と②をスタッフに「伝える」

以上の3点です。

①と②は先生の頭のなかだけで考えられますが、③はスタッフが先生の考えや思いに共感する必要があります。よって、③が課題に加わることで、難易度がグッと上がります。

歯科医院は、歯科医師だけで運営

できません。どれほど歯科医師が高度な治療技術をもっていても、受付がまったくダメな電話応対をしていたり、歯科衛生士や歯科助手の接遇レベルが低ければ、次第に患者の足は歯科医院から遠のきます。

増患を含め、歯科医院を活性化させるうえでは、スタッフを巻き込むことが不可欠です。院長としての思いや考えを伝え、スタッフにその考えに則って行動してもらうことで、院長が望む結果が得られます。そのために「伝える」は避けて通れません。

これまで「伝える」と何度か書いていますが、「言う」と「伝える」は違います。相手の心に響いたとき、「言う」が「伝わる」になるのです。普段、朝礼や終礼、定期的なミーティングでスタッフに伝えている先生なら、難なくこなせる課題だと思いますが、これまでご自身の思いを伝えてこなかった先生にとっては、高いハードルに感じるかもしれません。

「どうしたら、スタッフに伝わるのだろうか?」と一生懸命考えながら、①と②に取り組んで、③についてはスタッフに伝える前に、お一人であるいはご家族の前で事前に練習してみてください。

そもそも今回のテーマは「本当に増患したいですか?」ですが、本当にその気持ちがあれば、①〜③は必須の課題ですし、それができれば、必ずや増患への階段を駆け上がることになります。

明日からの「やること表」

①なぜ数値を上げたいのか、理由を明確にする
②数値目標を明確にする
③①と②をスタッフに「伝える」

目標を「見える化」し、毎日意識しよう！

明確にした数値目標をみんなで覚えるために

前項の課題で「数値目標を掲げましょう」とお伝えしましたが、せっかく目標を掲げても、その目標を覚えなければ達成が難しくなります。

しかも、数値目標を達成するためには、スタッフの協力が不可欠ですので、スタッフも数値を覚えることが大切です。

そこで「**数値目標を書いた用紙を作り、スタッフルームに掲示する**」という取り組みをご提案します。

【図1】のように、「新患数」、「自費率」など、先生が達成したい項目と、その数値目標を記載した用紙を、スタッフルームの目立つ場所に掲示してください。

前述したように、スタッフを巻き込むことが大切ですので、**できればこの用紙はス**

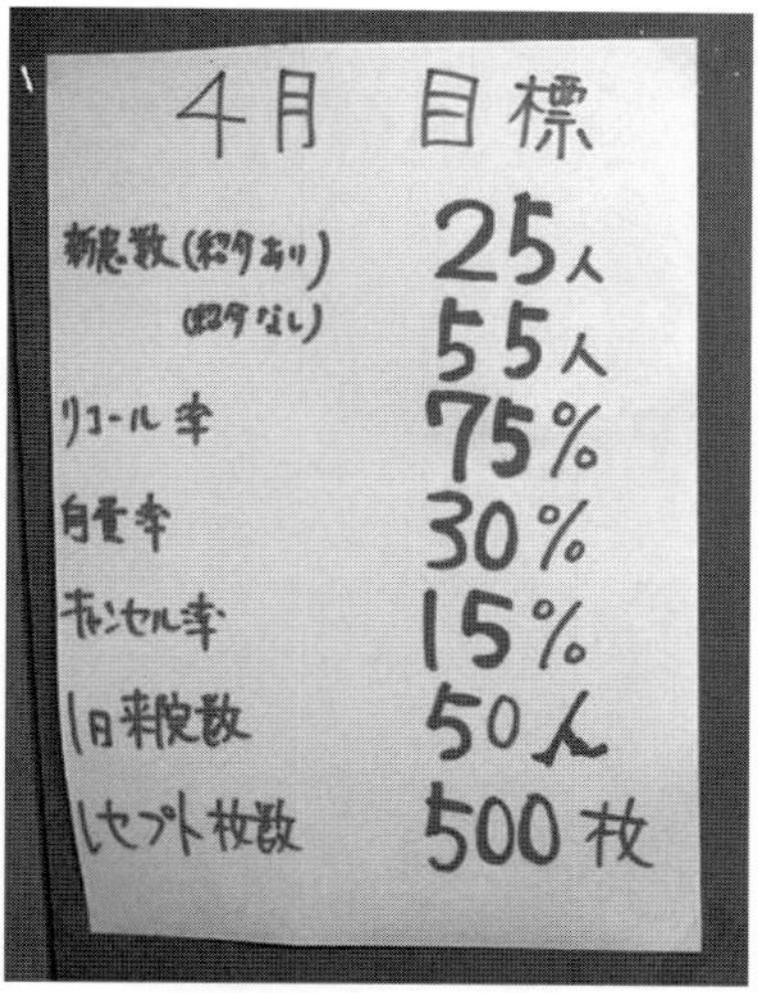

[図1] 数値目標を記載した用紙をスタッフルームに掲示する

タッフに書いてもらうことをお勧めします。このような取り組みの積み重ねで、スタッフにも次第に当事者意識が芽生えていきます。

目標達成意識を高めるグラフの作成

「数値目標記入用紙」に加えて、作成をお勧めしたいのが、「目標達成グラフ」です**【図2】**。縦軸に金額や新患数などの「数値」、横軸に「日付」を設定し、「達成したい目標」を赤線で示します。そして、日々の数値を累計で記載していきます。

このように、日数を重ねるごとに達成目標に近づいていくグラフを毎日目にすることで、「あと何日で目標を達成できる」という意識が高まっていきます。

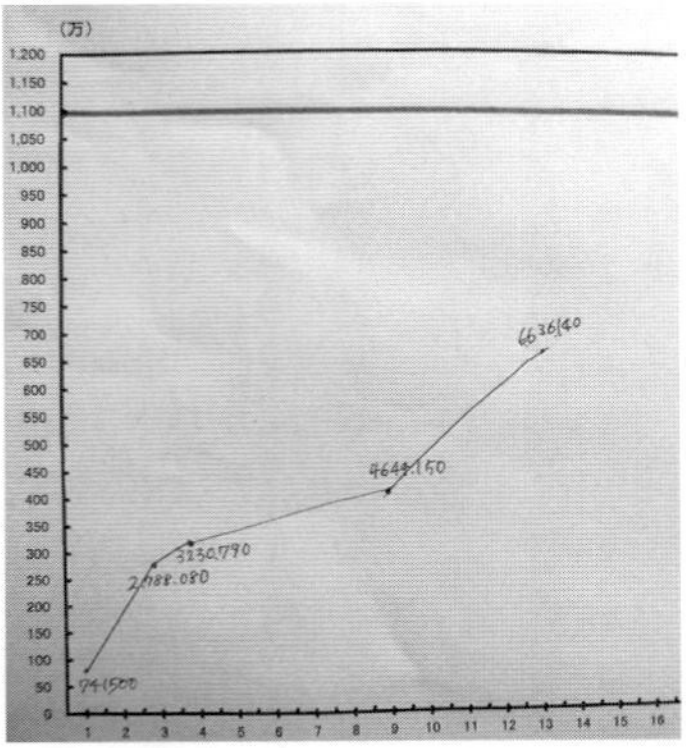

［図 2］掲げた数値目標までどれくらいの位置にいるかが一目でわかる「目標達成グラフ」

取り組みを確実に実施するための工夫

この用紙をしっかりと活用するうえで大切なのは、

●どのような間隔で記録を記載するのか
●記載する担当者は誰か

これを必ず明確にし、スタッフと共有することです。

この取り組みに限ったことではありませんが、新しい取り組みは、途中で行われなくなってしまうことがありますので、しっかりと定着するまでは、先生ご自身が「グラフは記載しましたか？」など、細かく確認することが大切です。

よほど意識の高いスタッフでないかぎり、スタッフの本音は「同じ給料だったら仕事量は少ないほうがよい」と思っています。とくに直接診療に関係ない取り組みであればあるほど、「通常の診療だけでも忙しいのに、何でこんなことをやらなくちゃいけないの⁉　仕事増やすんだったら人も増やして！」と不満をもつ傾向にあります。

したがって、導入した取り組みが実施されていなければ、確実な実施を促し、しっかり実施できている際には、「忙しいなか、頑張ってくれてありがとうございます！」と、感謝の気持ちを表現することが大切です。

そうすることで、次第に「先生は本気で結果を出そうとしているのだから、私たちも頑張らないとね！」という雰囲気になっていきます。

終礼（朝礼）時の結果発表

「数値目標記入用紙」「目標達成グラフ」を効果的に活用するためにも、**「当日の終礼（または翌日の朝礼）で、その一日の数値結果を発表する」**という取り組みをご提案します。

本書を読まれている先生の医院は、すでに終礼（朝礼）を実施されていると思いますので、詳細は省きますが、「スタッフから今日の診療で気づいたこと」、「院長からの一言」などの終礼項目に「今日の新患数」、「今日の自費金額」など、目標に掲げている数値項目のその日の結果を発表するという新たな項目を加えます。

「今日の新患数は5名でした。新患目標は毎月60名で、今日までの新患数は50名なので、目標達成まであと10名です」など、**目標数値に加え「現在までの累計数」「目標達成まであとどれくらいか」といった情報も共有すると、目標達成への道のりがわかりやすくなります。**

増患のためには、スタッフとの情報共有が第一歩です。ぜひ実践してみてください。

明日からの「やること表」

①数値目標を掲げた用紙と、目標まであとどれくらいかを示したグラフを作成する

②当日の終礼（または翌日の朝礼）で今日の結果を発表する

サンキューカードを送ろう!

サンキューカードって何?

ご紹介する「サンキューカード」は、初めて来院した患者さんに、次回以降も気持ちよく来院していただくために有効な手法です。

「百聞は一見にしかず」ですので、まずはサンキューカードがどのようなものかを**【図1】**にご紹介します。名称からもわかるように「サンキュー"カード"」とは、ハガキです。図1をハガキサイズに印刷したものだとお考えください。

1. 院長の「顔」を入れよう

まず左上ですが、院長の写真か似顔絵イラストがあると、ハガキを見て「あっ!この前行ったあの歯科医院だ」と、患者さんに思い出してもらいやすくなります。

「自分が前面に出るのはちょっと……」という院長の場合は、医院のロゴマークを載

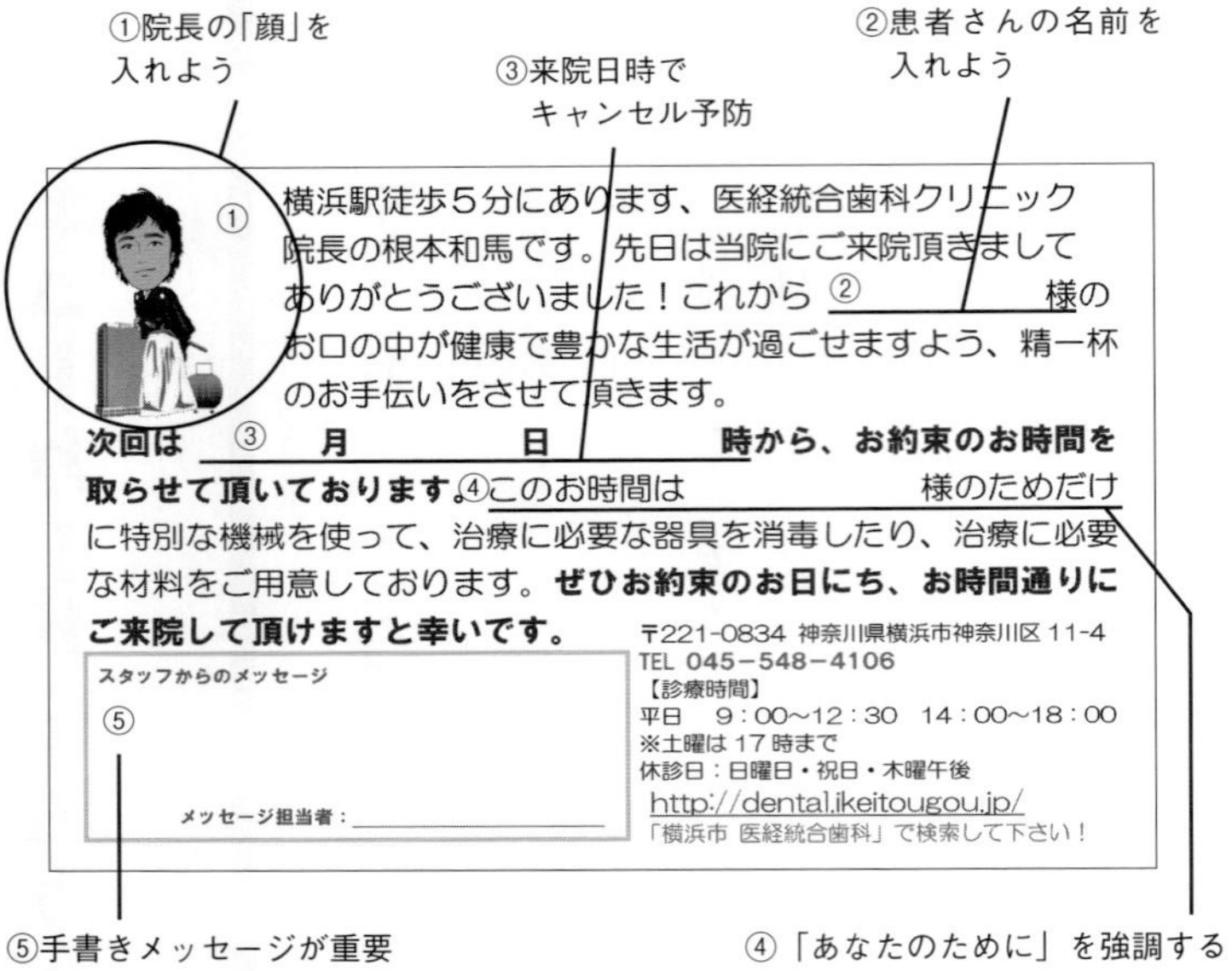
①院長の「顔」を入れよう
③来院日時でキャンセル予防
②患者さんの名前を入れよう
横浜駅徒歩5分にあります、医経統合歯科クリニック院長の根本和馬です。先日は当院にご来院頂きましてありがとうございました！これから ② 様のお口の中が健康で豊かな生活が過ごせますよう、精一杯のお手伝いをさせて頂きます。
次回は ③ 月 日 時から、お約束のお時間を取らせて頂いております。④このお時間は 様のためだけに特別な機械を使って、治療に必要な器具を消毒したり、治療に必要な材料をご用意しております。ぜひお約束のお日にち、お時間通りにご来院して頂けますと幸いです。
スタッフからのメッセージ
⑤
メッセージ担当者：
〒221-0834 神奈川県横浜市神奈川区 11-4
TEL 045−548−4106
【診療時間】
平日 9：00〜12：30 14：00〜18：00
※土曜は 17 時まで
休診日：日曜日・祝日・木曜午後
http://dental.ikeitougou.jp/
「横浜市 医経統合歯科」で検索して下さい！
⑤手書きメッセージが重要
④「あなたのために」を強調する

［図 1］ サンキューカードの例

せるのも一案です。

2．患者さんの名前を入れよう

次に、「○○様」と患者さんの名前を書く欄を2箇所設けます。患者満足度を簡単に上げられる取り組みが、**患者さんの名前をお呼びすること**です。

これは他の業種でも同じで、顧客満足度が高いとされるホテルやレストランでは、積極的にお客さんの名前を呼んでいます。

この患者さんの名前を書く欄ですが、1箇所では少し寂しいですし、何箇所も書く欄があると、スタッフから「こんなに書くのはたいへん」という声が挙がる可能性があるため、**2箇所**がお勧めです。

3．来院日時でキャンセル予防

「次回は◯月◯日◯時から"お約束"のお時間を取らせていただいております」という記載は、次回の予約日時を明記することで、患者さんが来院日時を忘れてしまうことを防ぐ目的があります。

患者さんがキャンセルする理由の一つに、単に「来院日時を忘れていた」ことがあります。そのため、サンキューカードに来院日時を記載することで、忘れにくくする効果があります。

また「お約束」という表現にも意味があります。「ご予約」という表現よりも、「お約束」のほうが、「あなたと歯科医院とで約束した日時ですよ」という意味合いがより強まり、安易なキャンセルを防止する目的があります。

4．「あなたのために」を強調する

同じような理由ですが、「このお時間は◯◯様のためだけに特別な機械を使って、治療に必要な器具を消毒したり、治療に必要な材料をご用意しております。ぜひお約束のお日にち、お時間通りにご来院して頂けますと幸いです」と記載することで、

「そんな大切な時間なら、簡単にキャンセルできないな」と患者さんに思ってもらえるので効果的です。

つまり、初診のあと2回目の来院までに「当院はこういう歯科医院です」という大事なメッセージをサンキューカードに書くことで、患者さんにそのメッセージが伝わりやすくなるという狙いがあります。このようなメッセージは、**後になればなるほど、伝わりづらくなります。**

5．手書きメッセージが重要

サンキューカードの左下には、スタッフの手書きによる患者さんへのメッセージを書く欄を設けます。手書きのメッセージがあるのとないのでは、患者さんが「これは自分のために書いてくれたんだな」という印象の受け方が大きく異なります。

ちなみにこの欄は、患者さん一人ひとりに合ったメッセージが書ければベストですが、そこに固執すると、スタッフから「書くのがたいへんだ」という声があがる可能性がありますので、それよりも「手書きのメッセージが書かれている」ということを最重要視してください。

極端なことをいえば、受け取る患者さんは別々なのですから、その日の初診の患者さん全員に「暑い季節になりましたので、次回もお気をつけてご来院ください」と同じ文面を書いてもよいのです。書き慣れてきたら、次第にその患者さんに合ったメッセージが書けるようになるとよいですね。

メッセージを書く担当ですが、受付が全員分を書いているクライアントもありますし、その日のアシストについたスタッフが書いているクライアントもあります。自院に合ったかたちで担当を決めてください。

明日からの「やること表」

①サンキューカードの文面を考える
②（もしできれば）サンキューカードの作製をスタッフに任せる
③メッセージを書く担当を決める

ブラックボードを活用しよう！

ブラックボードの効果って？

ブラックボードは、7〜8年前からカフェや美容院、ネイルサロンでは一般的に活用されていましたが、現在は歯科でも実施する医院が増えてきた印象があります。

ブラックボードを実施する理由は大きく2つあります。一つは**「視認性を上げる」**です。もちろん、ブラックボードを歯科医院の前に設置したことで、すぐに増患が実現するわけではありません。しかし継続することで「今日は何が書いてあるかな?」と、ブラックボードに書かれている内容を気にする人が確実に増えます。結果、そのような人の来院に繋がる傾向にあります。

もう一つの理由は**「情報発信」**です。患者さんへのメッセージをブラックボードに記載することで、患者さんの記憶に残る効果があります。ブラックボードはスペース

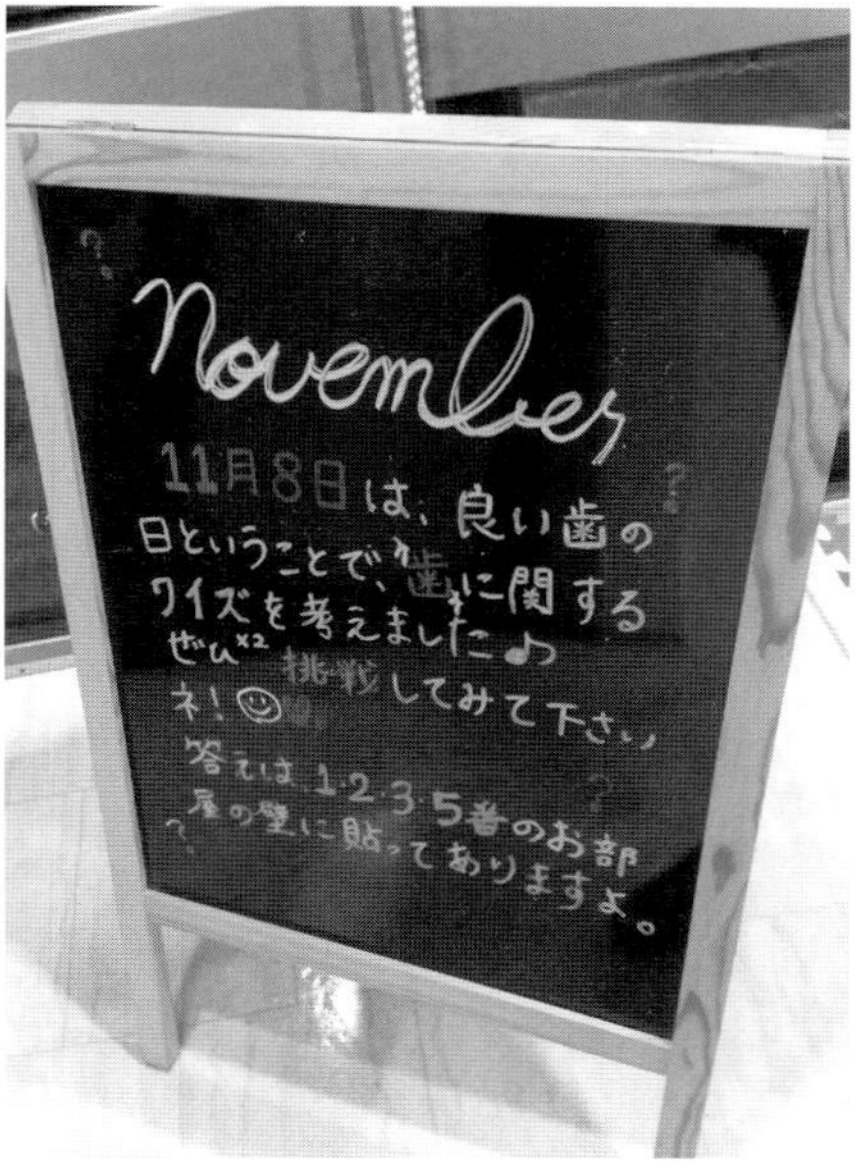
November
11月8日は、良い歯の
日ということで、歯に関する
クイズを考えました♪
ぜひ×2 挑戦してみて下さい
ネ!
答えは1・2・3・5番のお部
屋の壁に貼ってありますよ。

［図1］ブラックボードの一例。「11月8日、良い歯の日」にちなんだ取り組みを紹介

が限られていますので、小さい字でたくさんの文字を書くには適していませんが、そのぶん「限られた文字数で、どうやったらわかりやすく私たちの伝えたいことが患者さんに伝えられるのか？」をスタッフが考えるよいトレーニングになります。

たとえば、**【図1】**のブラックボードには「11月8日は〝良い歯の日〟」であることが記載されています。こうすることで、11月8日が良い歯の日であると知る患者さんが増えることが期待できます。

始める前にスタッフと決めること

ブラックボードを始めるうえでは、次の点をスタッフと話し合ってください。

- **●ブラックボードはどれくらいのサイズを使うか?**
- **●どこでブラックボードを購入するか?**
- **●誰がブラックボードを購入するか?**
- **●どこにブラックボードを置くのか?**
- **●ブラックボードに何を書くのか?**
- **●いつブラックボードを書くのか?**
- **●どれくらいの頻度で更新するのか?**
- **●どのような順番で更新するか?**

これまでたびたびお伝えしてきましたが、新しい取り組みを実施するときは、詳細に「誰が、何を、いつから、どのようにやるのか」を、スタッフと一緒に話し合い、決める必要があります。

「じゃあ、うちでもブラックボードやろうか。始められるときから、始めてくださ い」程度のアナウンスでは、スタッフが混乱しますし、結果的にマイナスな感情を抱えたままブラックボードを書くことになる可能性が高いですので、ご注意ください。

定着までのアドバイス

「どこでブラックボードを購入するか？」についてですが、ブラックボードはアスクルやアマゾンでも買えます。ちなみに購入の際にブラックボード用のペンも一緒に買われたほうがよいです。

「どこにブラックボードを置くのか？」は、医院の前が大きな道路になっていて、置くスペースがない場合もあるかと思います。その際には、院内の玄関や待合室のなかに置くのも一案です。ちなみに、図1のブラックボードは、院内に設置されています。

「いつブラックボードを書くのか？」ですが、多くのクライアントでは診療前の準備や診療後の掃除の時間を使って、担当スタッフが書いていることがほとんどです。

「どれくらいの頻度で更新するのか？」は、**【図2】**のブラックボードのように「今

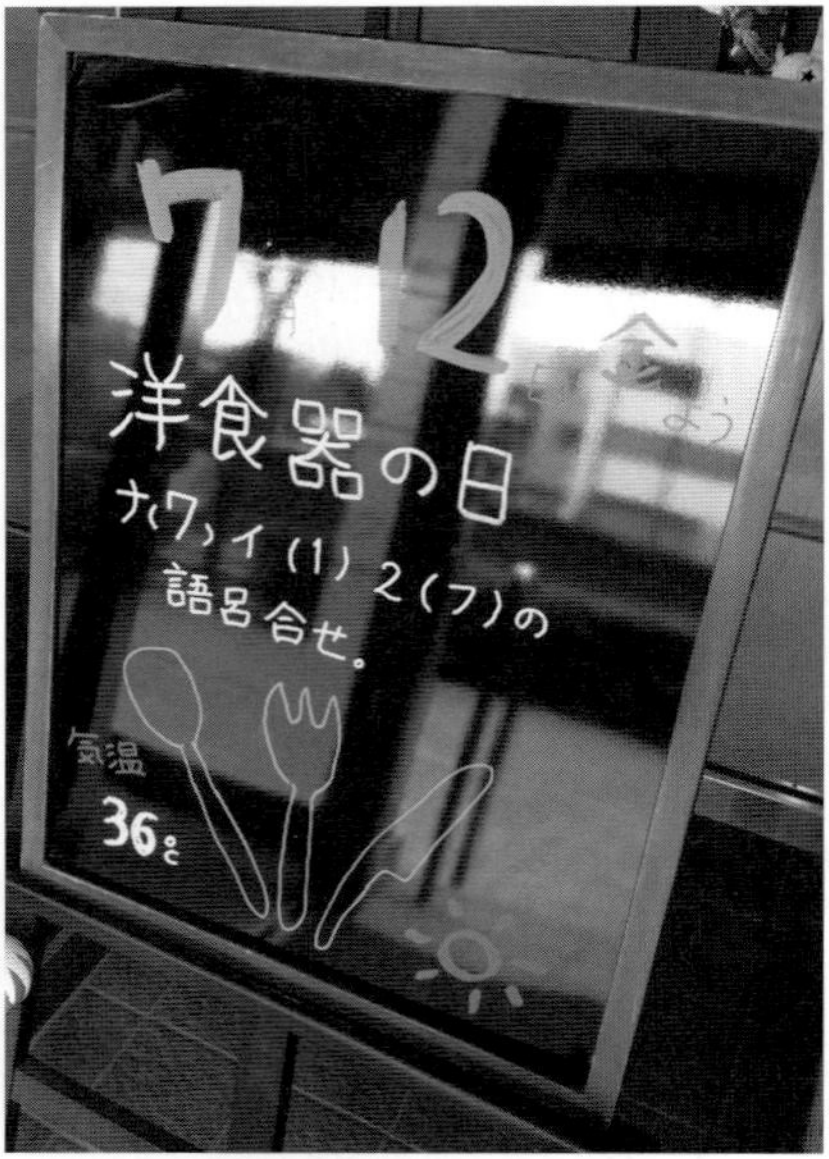
7 12 金
洋食器の日
ナ(7)イ(1) 2(フ)の
語呂合せ。
気温
36℃

[図2]「今日は何の日？」のテーマで毎日更新。気温や天気も紹介

日は何の日？」というテーマで毎日更新している医院もありますし、たとえば「定期検診はどうして大切なのか？」というテーマで、比較的文字数が多い内容を、1週間から1ヵ月に1回の頻度で更新している医院もあります。

「ブラックボードを書かないと、診療に差し障りがある」わけではありませんので、内容と頻度についてはスタッフの意見を聞いて、できるだけ採用することをお勧めします。

前述したように、ブラックボードが定着すると、「今日は何が書いてあるのか、いつも楽しみに医院の前を通っているんですよ」という患者さんも出てきますので、ぜひ頑張ってください！

明日からの「やること表」

① ブラックボードを導入する目的、理由をスタッフに詳細に説明する
② 「どのような内容を書くのか」、「いつ書くのか」など、スタッフと話し合って決める

キャンセルを減らそう！

キャンセルを減らす＝増患

「患者数を増やす」と聞くと「新患を増やす」というイメージが強いですが、そのほかにも、もともと来院予定だった患者さんに、予定どおりに来院してもらう、つまり**キャンセルを減らす**のも、患者数を増やすという観点に十分合致します。

さらに、医院について何も知らない人が来院する（つまり、新患として来院する）のと、すでに来院することが決まっている人が予定どおりに来院するのでは、難易度は後者のほうが低いといえます。

キャンセルを減らす重要性をスタッフに伝える

医院で取り組みを実施するためには、スタッフの協力が不可欠であり、スタッフが協力するためには、リーダー（院長）からしっかりと伝えることが大切です。

私は「リーダーに必要だと思う条件を一つだけ挙げてください」と言われたら、この**「伝えること」**と答えます。それくらいリーダーにとって伝えることは大切なのです。

しかし、「キャンセルの患者さんを減らすことが大切です」と一度伝えたところでは何も変わりません。

「キャンセルすることで、予定どおりに治療が進まず、患者さんにとってよくない口腔内の状態が続きます。それだけでなく、あらゆる設備は患者さんがアポイントどおり来院することを前提に導入していますので、予定していた患者さんが来院しないのは、医院経営上でも非常によくないことなのです」と**スタッフに繰り返し伝えてください。**

キャンセルを減らす重要性を繰り返し伝えていくことで、スタッフ間に「キャンセル率の目標値を決めよう」という話題が出てくるなど、次第に院内にキャンセル率を下げようとする土壌ができあがっていきます。

【図1】に紹介するように、キャンセルの目標値を決めて、その達成を**ゲーム感覚で実施**するのも一案です。

なお、キャンセルは「電話キャンセル」と「無断キャンセル」の2種類に分けられ、合計のキャンセル率が10%以下であれば「キャンセル率の低下に力を入れている取り組みが機能している」と評価しています。

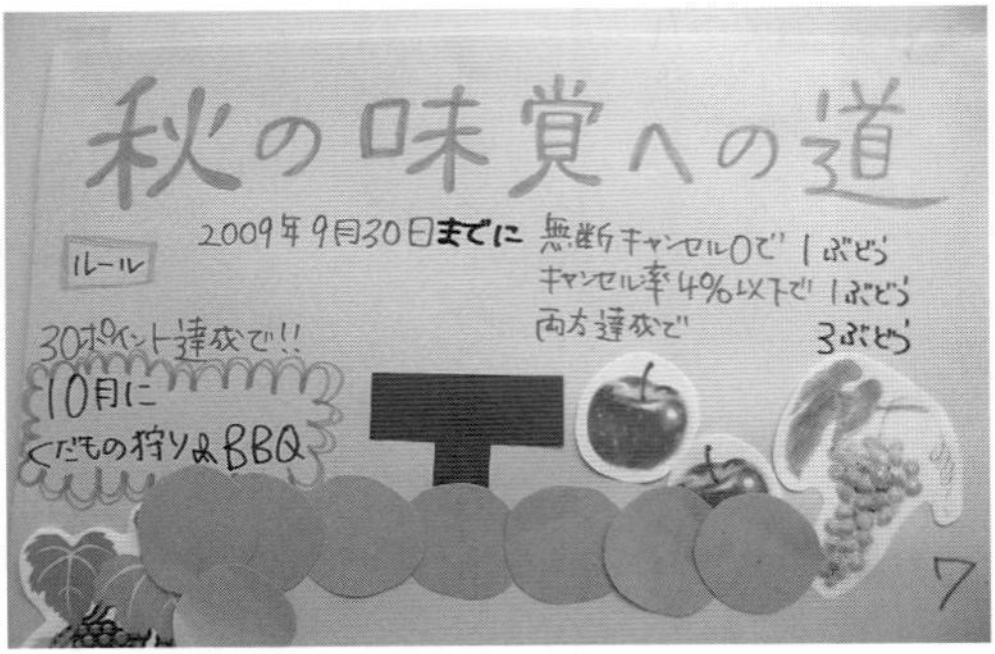

［図1］無断キャンセル数が0、キャンセル率4%以下を達成すると、ぶどうの実が増えていき、30ポイントを獲得すると、果物狩りとバーベーキューに行けるという取り組みを実施する医院もある

キャンセルについて患者さんに説明する

キャンセルを減らすことがいかに大切なのかをスタッフに伝えるのと同様、**患者さ**

んにも「キャンセルは困ります」と伝えることが大切です。

最も効果的なのは、初診の患者さんに対して、TC（トリートメント・コーディネーター）というカウンセリングを担当するスタッフが、初診カウンセリング時にキャンセルについてしっかりと伝えることです。具体的には、次のようにお伝えすればよいでしょう。

「歯科医院は眼科や耳鼻科などとは異なり、患者さんお一人にかかる治療のお時間が長い診療科目ですので、患者さんにお約束どおり来院いただくことがとても大切です。どうしても予定を変更される場合には、遅くても2日前までには当院に必ずご連絡をお願いいたします。

なお、無断でのキャンセルを数回されてしまいますと、他の患者さんのご迷惑になってしまいますので、恐れ入りますが、その後の治療の約束をお取りできないこともあります。あらかじめご了承ください」

初診時、患者さんはその医院に対して知識がまったくありませんので、その段階で患者さんに上記のように説明することで、「そういうものなのか。この医院ではキャンセルしてはいけないんだな」という意識が強まります。

「大事なことは最初に伝える」。**これは新人スタッフだけでなく、初診の患者さんにも同様のことがいえます**ので、ぜひ覚えてください。

私のクライアントでは、TCを導入している医院が多く、カウンセリング時に口頭だけでなく、資料をお渡ししています。この**キャンセルポリシーに関しても、口頭で説明するだけでなく、用紙にして渡すとよい**でしょう。

キャンセルへの対策に関しては、その他にもさまざまな取り組みを実施しているクライアントが多いですので、またの機会にお伝えします。

明日からの「やること表」

①キャンセルを減らす重要性をスタッフに伝える
②キャンセル率の目標を設定する
③キャンセルについて患者さんに説明する

初診パックを作ろう！

初診パックって？

本項でお伝えする取り組みは、「初診パック」**【図1】**です。この初診パックとは、医院の情報が書かれた数種類のツールを一つの袋にまとめたものを指します。

医院によって多少の違いはありますが、この初診パックの中には、

- **医院案内**
- **定期健診の重要性が書かれた用紙**
- **医院オリジナルのポケットティッシュ【図2】**

を入れている医院が多いです。

その他には歯科衛生士の仕事について紹介しているリーフレットや、院長の名刺、医院カード（よくレストランやショップのレジの脇に置いてある名刺サイズのカー

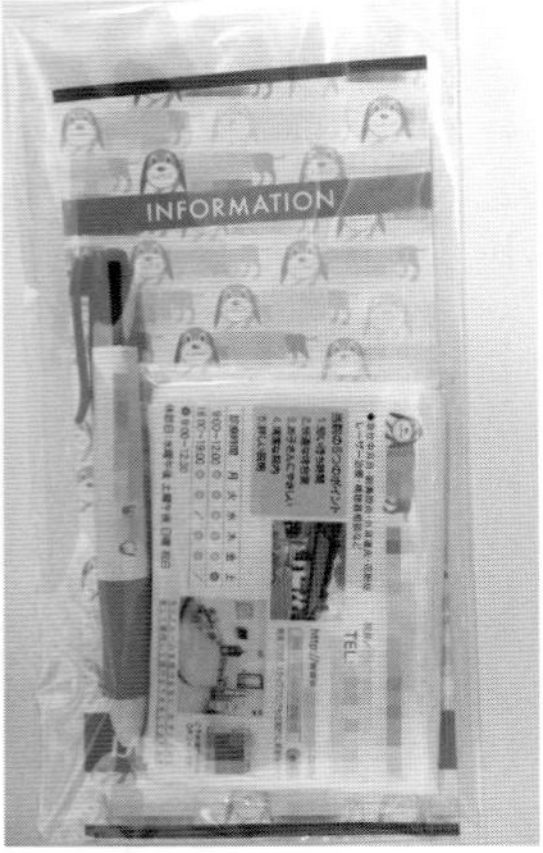

［図1］医院で配付される初診パックの例

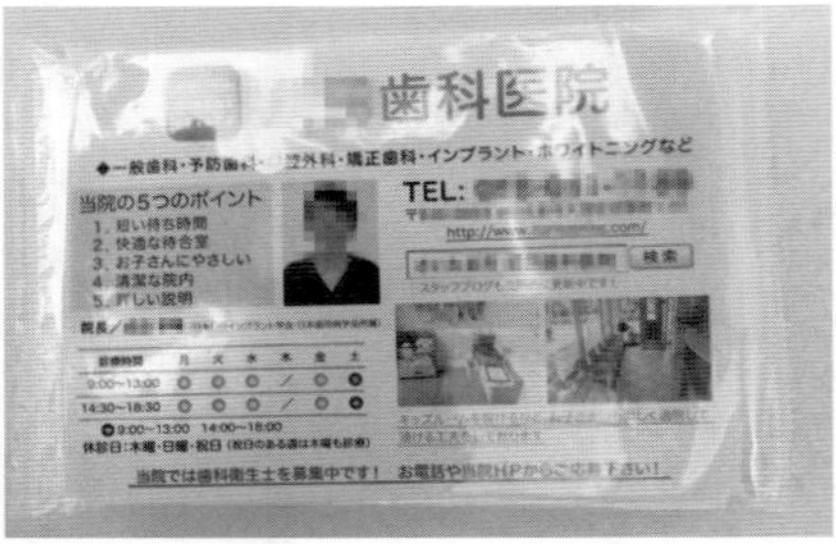

［図2］医院オリジナルポケットティッシュの例。安価で作製できて、実用性が高いため、患者さんにも喜ばれる

ド）、オリジナルグッズ（例：ボールペン）などを入れている医院もあります。

初診パックが必要なわけ

多くの歯科医院では、基本的に予約制を敷いているものの、急患などの予定にない患者さんが来院することも多く、常に診療室内は時間に追われている状態だと思います。

そのようななかで、「うちの歯科医院って、こういう医院ですよ」、「80歳のときに20本の歯を残すことを８０２０といいますが、○○さんが８０２０を実現できるように、私たちも一生懸命サポートさせていただきますね」といった大切なメッセージを、初診の患者さん一人ひとりに丁寧に説明している時間はありません。

また、TCを導入している医院では、TCが患者さんにそれらのメッセージを伝えている場合もあります。しかし、口頭による説明だけでは、患者さんは時間の経過とともに内容を忘れてしまいます。

したがって、口頭で伝えている、伝えていないにかかわらず、**患者さんが後でゆっくり見られる資料をお渡しする**ことは、医院への理解を深めてもらうために必要です。

適切な封筒のサイズは?

初診パックの中身は上記のとおりですが、初診パックを入れる封筒の大きさは、ほとんどのクライアントで、A4用紙を三つ折にして収まる「長3封筒」というサイズを採用しています。

また、中身が見えるほうが効果的ですので、**長3封筒でかつ透明なもの**をお勧めします。アマゾンやアスクルなどで簡単に買えますので、**初診パックの制作をスタッフ**

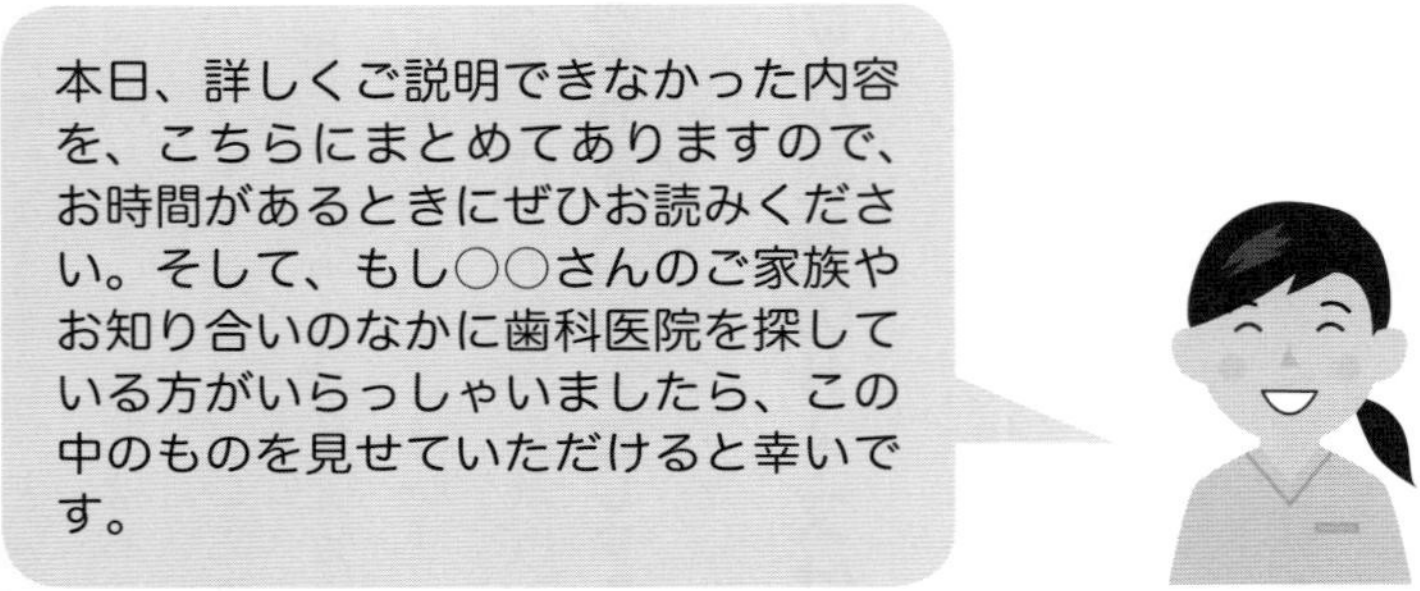
本日、詳しくご説明できなかった内容を、こちらにまとめてありますので、お時間があるときにぜひお読みください。そして、もし○○さんのご家族やお知り合いのなかに歯科医院を探している方がいらっしゃいましたら、この中のものを見せていただけると幸いです。

［図3］初診パックを患者さんにお渡しする際にお伝えしたいこと

に任せるのもよいと思います。

重要なのは患者さんへの渡し方

初診パックが完成したら、**患者さんにお渡しする際の説明の仕方をスタッフに覚えてもらいましょう。**具体的にお伝えする内容を**［図3］**に示しますので、参考にしてください。時間にして、数十秒のことですので、スタッフも協力してくれると思います。

紹介カードを作って、患者さんに「もしよかったら、お知り合いの方をご紹介ください」と配る方法もありますが、なかには「医療機関だし、それはちょっと……」と敬遠される先生もいます。

しかし、この初診パックであれば、お渡しする際の説明の仕方に気をつけることで、「営業っぽい言い方」になりにくく、紹介カードよりもハードルが低いのではないかと思います。

ぜひやってみてください！

明日からの「やること表」

①初診パックに何を入れるかを決める
②初診パックの制作をスタッフに依頼する
③初診パックを患者さんにお渡しする際の説明の仕方をスタッフにレクチャーする

医院のオリジナルキャラクターを作ろう！

医院のオリジナルキャラクターって？

くまモンやふなっしーなどのご当地キャラ（正確にはふなっしーは船橋市非公認のようですが）によって、その地域の知名度を上げるという手法が数年前から展開されています。これを医院に活用しようというのが、この取り組みの主旨です。とくに**小児歯科に力を入れている医院や、小児の患者さんが多い医院に有効な手法です。**

本項ではどのような流れでオリジナルキャラクターを作ればよいのか、また作った後、どのように活用すればよいのかをお伝えします。

制作はスタッフに任せよう！

スタッフに任せる方法としては、「絵がうまいスタッフに一任する」と「スタッフ全員に描いてもらい、そのなかからよい作品を選ぶ」という2通りがあります。ミーティングなどでこの話題を出した際に、ほぼ満場一致で「絵がうまい◯◯さんに頼もうよ」とスタッフから意見が出て、該当スタッフもそれに対してやりがいを感じているようであれば、前者の「ある特定のスタッフに一任する」という方法でもよいですし、ある程度多くのスタッフを巻き込んでいきたければ、後者を選択してください。

後者を選択する場合は、「いつまでに、どんな用紙に描いてきてほしいのか」を明確にすることが大切です。

前者、後者、どちらの場合にしても、最終的には一つの作品に絞られますが、この段階ではキャラクターは手書きですので、これを「ランサーズ」や「ココナラ」などの**ウェブ上での仕事依頼サービスを利用して、プロに仕上げてもらってください【図1】**。

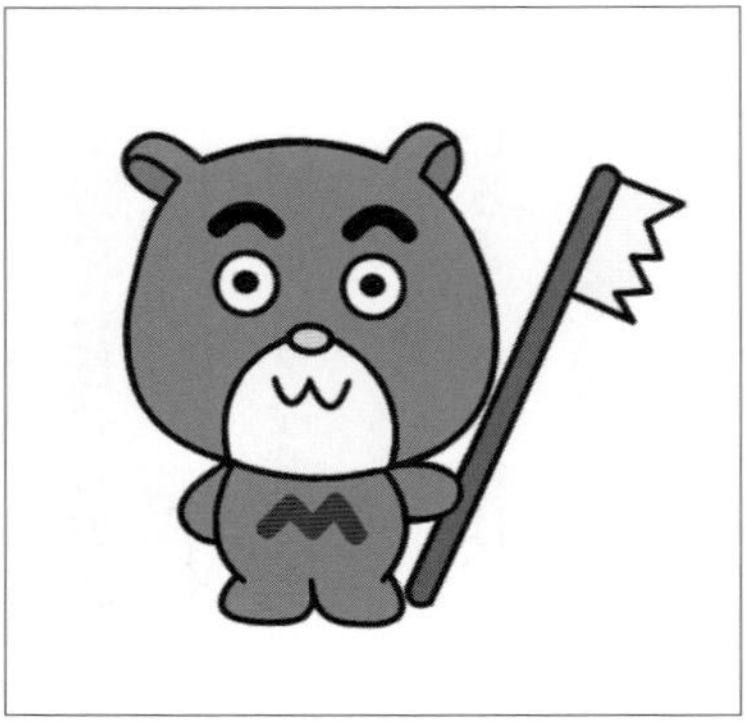

[図1] 手書きのイラストをプロに仕上げてもらって完成

患者さんを巻き込むうえでの注意点とは？

医院によっては、「すごく絵がうまい患者さんがいるから、その方に描いてもらおうか？」という意見が出るかもしれません。しかし、完成後にこの患者さんが「これは自分が描いたのだから、著作権は自分にある」などと言い出して、トラブルに発展する可能性は決してゼロではありません。それを考えると、患者さんに描いてもらうのは、基本的にやめたほうが無難です。

キャラクターを作るプロセスにおいて、患者さんを巻き込んでいきたい場合には、

●スタッフから出た複数のアイデアのなかから投票してもらう

●キャラクターの名前を募集する

などをお勧めします。

しかし、「名づけ親は自分だ！　このキャラクターの名前をどのように使おうと、自分の自由だ！」と患者さんが主張する可能性もゼロではありません。したがって、投票用紙に「このキャラクターの名称の権利は当院にあります。あらかじめご了承ください」などの一文を加えることで、そのようなトラブルが起こりにくくなるのではないかと思います。

「くまモンやふなっしーのようになるわけじゃないし、そこまで心配しなくても大丈夫だろう」と思われるようでしたら、やらなくてもよいと思います。

患者さんにキャラクターを知ってもらおう！

せっかく費用と時間をかけて作ったキャラクターですので、多くの患者さんに知ってもらいましょう。まずはキャラクターと名前を書いた用紙を作り、受付やチェアー付近に掲示して、認知度を高めてください。

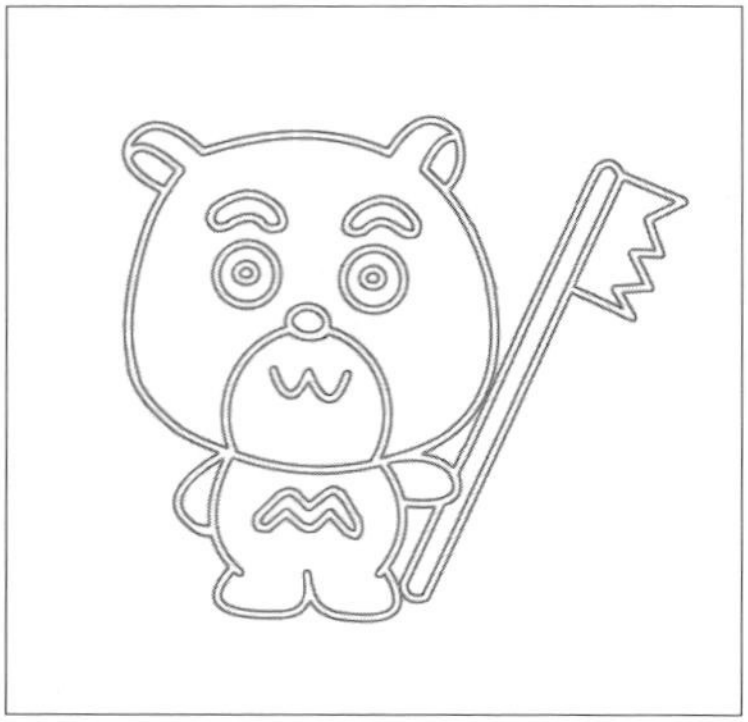

［図 2］ ぬり絵用に修正する

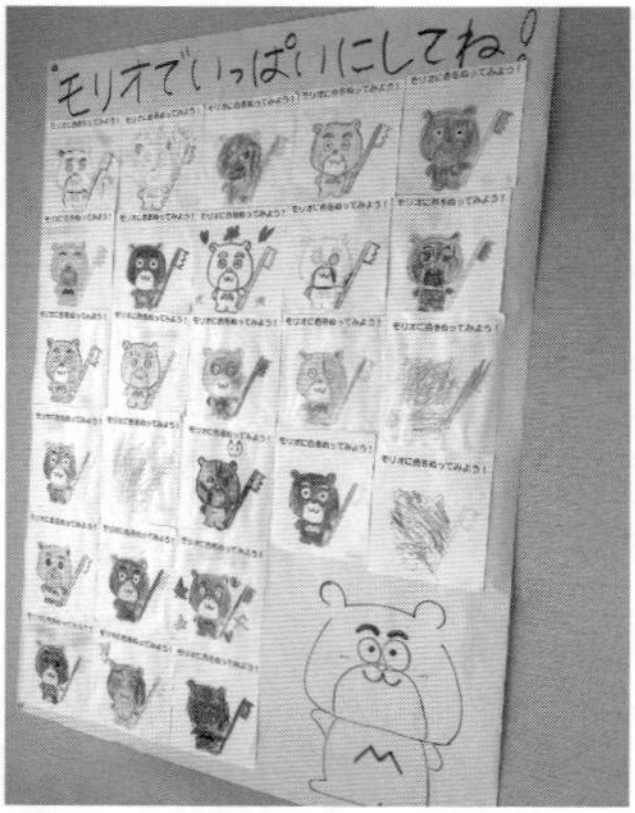

［図 3］ まとめて掲示してもよい

その他にシールを作ったり、ぬり絵にする方法もあります。シールはインターネットで「オリジナルシール作成」などの言葉で検索するといくつも業者が見つかりますし、ぬり絵はイラストを清書してくれた人（または業者）に「ぬり絵ができるように修正をお願いします」と依頼すれば、**【図2】**のように、ぬり絵用に修正したデータを送ってくれると思います。

データが送られてきたら、院内でどんどん印刷して、キッズスペースで自由にぬり絵をしてもらいましょう。ある程度、枚数がたまったら、**【図3】**の歯科医院のように掲示するのもよいアイデアです。

このように認知度をどんどん高め、キャ

ラクターが愛されていくなかで、**子どもたちが「クマさん（医院のキャラクター）の歯医者さんに行きたい」と、自分から希望する**ようになったとしたら、非常に意義がある取り組みといえるのではないでしょうか。ぜひスタッフ、患者さんを巻き込んで、長く愛されるキャラクターを作ってみてください！

明日からの「やること表」

①スタッフにキャラクターの原案を描いてもらう
②キャラクターの名前を決める
③キャラクターが誕生したことを患者さんに積極的にアピールする
④キャラクターをアピールする一環として、ぬり絵やシールを作成する

院前ポストを設置しよう！

見込み患者って？

Ｐ37でお伝えした初診パックには、「初診の患者さんに医院のことを知ってもらう」以外に、**「見込み患者を獲得する」**という目的があります。

「見込み患者」とは「何かしらの理由で、これから歯科医院に通う必要があり、どこに通おうかを検討している人」です。

たとえば、自宅や職場の近くを歩いていて、「歯科医院があるんだ。ここに通おうかな」と考えている人、『横浜駅　歯科医院』などニーズに合ったキーワードで検索し、ヒットしたホームページのなかから、自身に合っている歯科医院を探している人などが、見込み患者に該当します。

この見込み患者の背中を押し、新規患者へと繋げる効果があるのが、本項でお伝えする「院前ポスト」です。

院前ポストを設置しよう

院前ポストとは、**[図1]** のように、**歯科医院の前にある看板や柱などに設置した透明のケース**を指します。この院前ポストに初診パックを入れておき、**医院の前を通った人に持ち帰ってもらう**のが、設置の目的です。また、大きなメリットとして、**診療時間外や休診日などでも見込み患者への情報提供が可能になる**ことが挙げられます。

医院の前に適当な柱や看板がない場合は、**ブラックボードに透明のケースを装着**して、院前ポストとしている先生もいます。ブラ

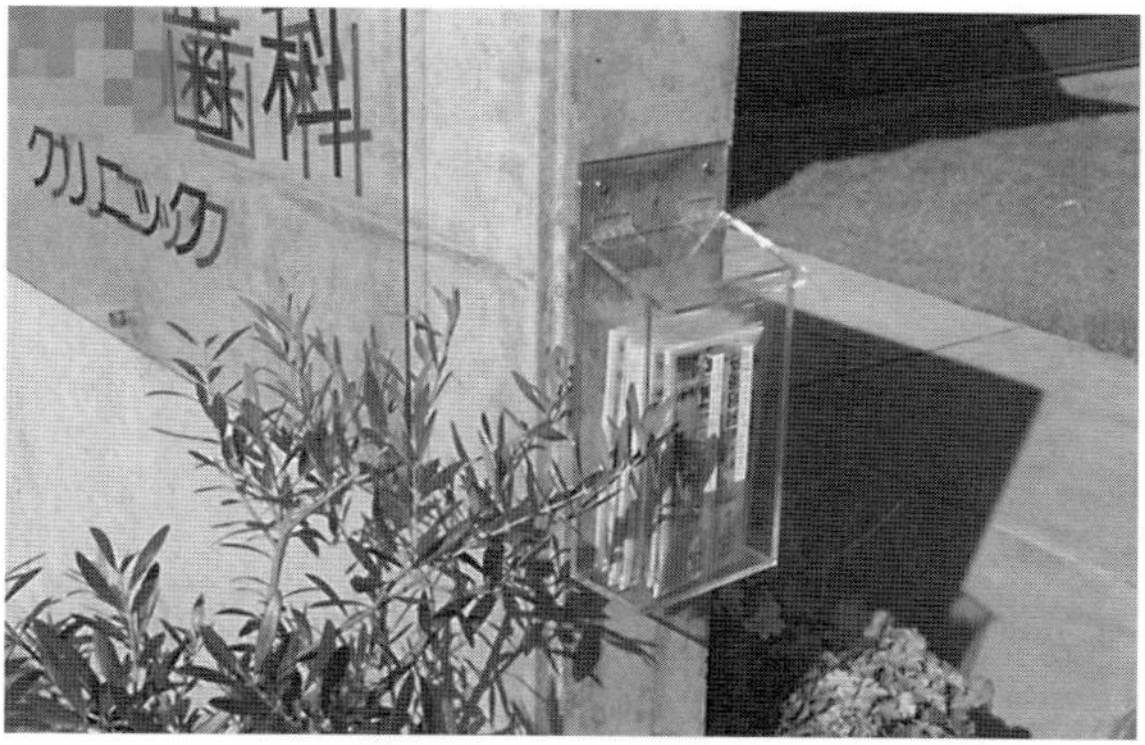

[図 1] 院前ポストの設置例。医院のリーフレット類を入れた初診パックを医院の前を通行する人に自由に持ち帰ってもらうことを目的としている

ックボードは、診療時間外や休診日には医院内に片づけますので、前述した院前ポストのメリットを最大限に享受できるわけではありませんが、行わないよりかははるかによいと思います。

柱や看板もなくブラックボードを医院の外に設置できない場合は、**風除室に初診パックを置きます。**その際は、「当院に関する資料です。ご家族やお友達など、これから通う歯科医院を探されている方にお渡しください」という案内書きを添えておくと、患者さんが手に取りやすくなるでしょう。

成果確認のため必ず集計する

この院前ポストで、どれだけ成果が出ているのかを実感するために、**院前ポスト内の初診パックがいくつ減ったのかを集計する必要があります。**

【図2】のように、朝、医院の玄関前を掃除するスタッフが集計し、朝礼ノートなどに記録します。院外の院前ポストに加えて、前述した風除室に初診パックを置いてある医院では、より正確な記録をとるために、院外と院内でそれぞれ初診パックが減っ

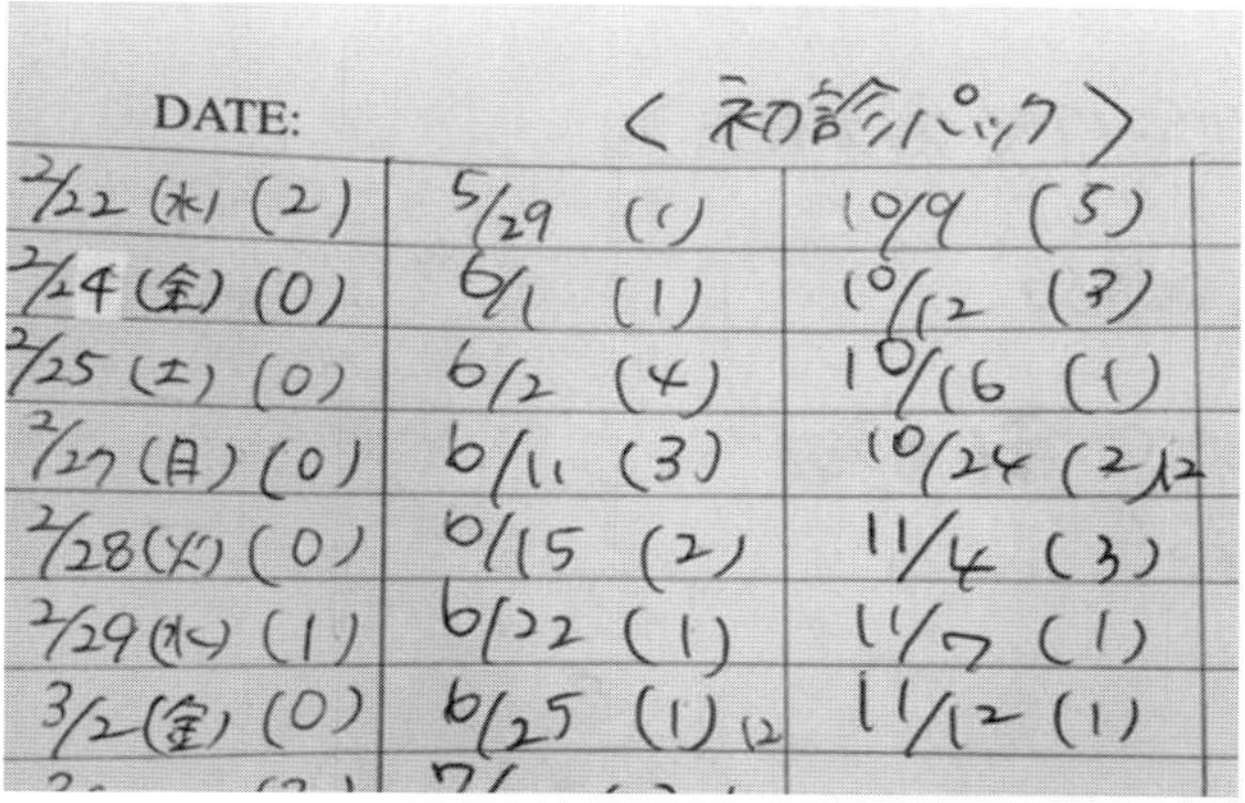

DATE:	〈初診パック〉	
2/22(水)(2)	5/29 (1)	10/9 (5)
2/24(金)(0)	6/1 (1)	10/12 (3)
2/25(土)(0)	6/2 (4)	10/16 (1)
2/27(月)(0)	6/11 (3)	10/24 (2 12
2/28(火)(0)	6/15 (2)	11/4 (3)
2/29(木)(1)	6/22 (1)	11/7 (1)
3/2(金)(0)	6/25 (1) 12	11/12 (1)

[図2] 院前ポストに入れた初診パックの減数を毎朝集計し、ノートに記録することで効果がわかる

た数を集計します。

もちろん、医院の立地にもよりますが、筆者のクライアントでは、**1ヵ月で約20〜40の初診パックが減っています。**つまり、1ヵ月でそれだけの数の見込み患者を獲得できているのです。

ちなみに、「初診パックを契機にした見込み患者がどれだけ新規患者に繋がっているか」を、より正確に把握するために、院内外の初診パックに問診票を入れているところもあります。

ただし、ホームページから問診票をダウンロードできる医院では、新規患者が問診票を記入して持参しても、それがホームページからなのか、初診パックに入っているものなのか判断できません。そのような場合は、**初診パックに入れる問診票の色を変える**ようにしています。

このように、見込み患者を増やすことが、その後の新規患者を増やすことに繋がりますので、ぜひ実践してください！

明日からの「やること表」

①院前ポストを設置する
②院前ポストの中の初診パックの減った数を、毎日集計する
③初診パックの中に、通常とは色の異なる問診票を入れる

治療中断の患者さんをフォローしよう！

歯科は他の診療科目よりも、「治療期間が長くなる」という特徴があります。基本的に医療機関は患者さんにとって「行きたくない場所」ですから、1～2回の治療で痛みが和らいだとしたら、その後は治療の必要があるにもかかわらず、そのまま来院しなくなる、つまり中断する患者さんが一定数出てきます。

本項では、中断患者さんへのフォローについてお伝えします。

中断チェックリストを作ろう！

「うちの医院は何となく中断の患者さんが多い気がする」。このようにおっしゃる院長先生は多いですが、このような**感覚的なものよりも、1ヵ月あたりどれくらいの中断患者さんがいるのかを具体的な数値で把握する**ことのほうが大切です。そのために

	A	B	C	D	E	F	G	H	I
1	患者名	カルテ番号	初診	2回目	3回目	4回目	5回目	6回目	7回目
2	根本和馬	3787	○	○					
3	沼田望	3693	○	中断					
4	佐藤健二	3706	○	中断					
5	岡本健介	3707	○	○	○	○	○	○	○
6	鈴木里奈	3708	○	○	○	SPTへ			
7	正田里恵	3709	○	○	○	中断			
8	宮下大輔	3710	○	○	○	○	○	○	○
9	椋本桃香	3711	○	SPTへ					
10	磯田宗次	3712	○	○	○	○	○	○	SPTへ
11	高木未来	3713	○	中断					
12	藤澤四郎	3728	○	○	○				

［図1］中断チェックリストを作れば、中断患者数が一目瞭然で対策も立てやすい（患者名とカルテ番号は架空のもの）

有効なのが、**「中断チェックリスト」**です。

中断チェックリストは、エクセルで簡単に作れます**［図1］**。「患者名」「カルテ番号」「初診」「2回目」「3回目」と項目を作り、実際に来院したら「○」をつけます。

記録していくと、図1のようになります。これによって、**「誰が何回目の来院で中断したのか？」**、**「1ヵ月に中断患者が何人いるのか？」が明確になります。**

図1であれば、2回目で中断している患者さんが3名いることがわかります。もちろん、中断理由はそれぞれの患者さんで異なると思いますが、「治療を継続する重要性を初診時に伝えたり、歯には一本一本大切な役目があって、歯はもちろん神経を抜くのもよくないことが書かれたパンフレットを渡して、

継続の大切さを強調したほうがよい」といった対策を講じられます。

実際にリストを管理するのは、主に受付スタッフですので、たとえば2週間に1回程度、受付スタッフに「今月における現在までの中断患者リスト」というかたちで提出してもらいます。

それを院長や勤務医がチェックして、「この患者さんは継続して通ってもらったほうがよい」、「この人は何度促しても中断するし、連絡してもまたどこかで中断するだろうから、今回は連絡しなくてよい」などの判断をしてください。

前者の場合は、受付スタッフが電話して予約を取り直したり、「歯を守るためには、治療を継続することが大切です」というメッセージを書いたハガキを送ったりして、フォローしてください。

実際、ある歯科医院では、月5枚程度のハガキを送っており、そのうち1人の患者さんが、治療を継続されるようです。

中学生になると忙しくなります！　その前に・・・

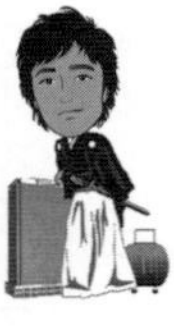

横浜駅徒歩５分にあります、医経統合医院の院長根本和馬です。このおハガキは中学生になる前のお子様にお送りしております。中学生になると部活や高校受験のための勉強や塾通いなどで忙しくなり、歯科医院に来る時間がなかなか取れません。**１１歳～１２歳頃は永久歯が生え揃う大事な時期であり、永久歯は一度削ったり、抜いたりすると、二度と再生しません。**大事な時期ですので、ぜひ一度ご来院下さい！

ＷＥＢ予約も出来ますので、左のＱＲコードを読み込んで下さい！

夕方は混み合いますので、お早めにご予約下さい！

〒221-横浜市神奈川区台町 11-4
TEL 045-548-4107
【診療時間】
平日　9：00～13：00　14：30～18：30
土曜　9：00～13：00　14：00～18：00
休診日：木・日・祝日（祝日のある週の木曜は診療します）
http://www.ikeitougou.jp/
「医経統合実践会」で検索して下さい！

［図 2］ 中学校入学前の患者さんに専用のハガキを送ると、来院のきっかけになることも

中学生になる前に来院を促すハガキを送ろう！

これは厳密にいえば、中断患者さんへのフォローではありませんが、子どものころから通院していて、これから中学に入学する患者さんに向けて、**【図2】**のハガキを送っている歯科医院もあります。

中断をはじめ、来院を促したい患者さんに連絡する際、直接話せるという意味では電話が有効ですが、相手が忙しい場合などにはメッセージが適切に伝わらない可能性があります。

その点、ハガキは直接話すよりも気持ちは伝わりづらいかもしれませんが、相手がちゃ

んと読んでくれさえすれば、こちらの言いたいことはしっかり伝わりますし、**形に残るものですので、のちのち響く可能性も期待できます。**

この取り組みもある年の3月に該当する患者さんに送ったところ、2人の患者さんが来院したと報告を受けています。爆発的な増患には繋がらないかもしれませんが、将来的にいま以上多くの患者さんに来院してもらいたいと思ったら、**小さな取り組みをコツコツと積み重ねる**ことが、最も近道です。

明日からの「やること表」

①中断チェックリストを作る

②中断チェックリストによって、中断が判明した患者さんにフォローの電話をする

③4月から中学に入学する患者さんにハガキを送る

定期健診の患者さんを増やそう！

「増患」を実現するうえで大切なのは、「当院はどのような患者さんを増やしたいのか？」を考え、それに必要なことを実施することです。そして、ほとんどの歯科医院で増やしたいと思っているのが、「定期健診の患者さん」ではないでしょうか。「数年前に来たことがあるけど、その後、痛くなったから久しぶりに来た」、「詰めものが外れたから、そこだけ直してほしい」という患者さんばかりでは、医院との間に信頼関係が築かれているとは、必ずしもいえません。

したがって、そのような患者さんは、「自宅（職場）から、もっと近い場所に新しい歯科医院ができた」、「以前行っていた歯科医院よりも、遅い時間や日曜日もやっている」などの理由で、別の歯科医院に移ってしまうかもしれません。

そこで、患者さんに**「この歯科医院だから通い続けたい」**と思ってもらうことが大切になります。定期健診に力を入れることで、口腔の健康維持はもちろん、医院と患者さんとの間に信頼関係を構築することにも繋がります。

定期健診の患者さんを増やすために不可欠なこと

定期健診の患者さんを増やすうえで不可欠なのは、**「院長、スタッフ自身が定期健診を受けている」**という事実です。そもそも歯科医院は「行きたくない場所」です。しかも、治療を終えて、定期健診をこれから受けようとする人には、緊急性はありません。

したがって、患者さんに「なぜ定期健診が大切なのか？」を伝えられなければ、患者さんは応じてくださらないでしょう。定期健診の重要性を「言う」ことは誰でもできますが、**「伝える」ためには、心を込めなければなりません。**そのためには、**自分自身が定期健診を受診し、定期健診の重要性を理解している**ことが必要です。受診リストを作成して、院長やスタッフが定期的に健診を受けている歯科医院もあります。

他院では実践していない「定期健診お知らせハガキ」を作ろう！

定期健診は基本的に3ヵ月〜半年に1回ですので、どうしても患者さんは忘れがちです。それを防ぐために、定期健診のお知らせハガキを送っている歯科医院も多いと思います。このハガキも業者が販売しているものをそのまま使うのではなく、**医院オリジナルのものを作る**ことをお勧めします。

【図1】のようなWordで構いませんので、医院のオリジナルハガキをぜひ作ってください。

オリジナルハガキのポイントは、次の3点です。

①担当歯科衛生士の顔写真（または似顔絵）が入っている。

②歯科医院のホームページ（または予約フォーム）アドレスのQRコードを貼り付ける（QRコードは「QRコード作成サイト」等で、簡単に作成できます）。

③担当歯科衛生士が、〝その患者さんに合った〟メッセージを手書きする。

お知らせハガキを送っている歯科医院は多いですが、**この3点を実践しているとこ**

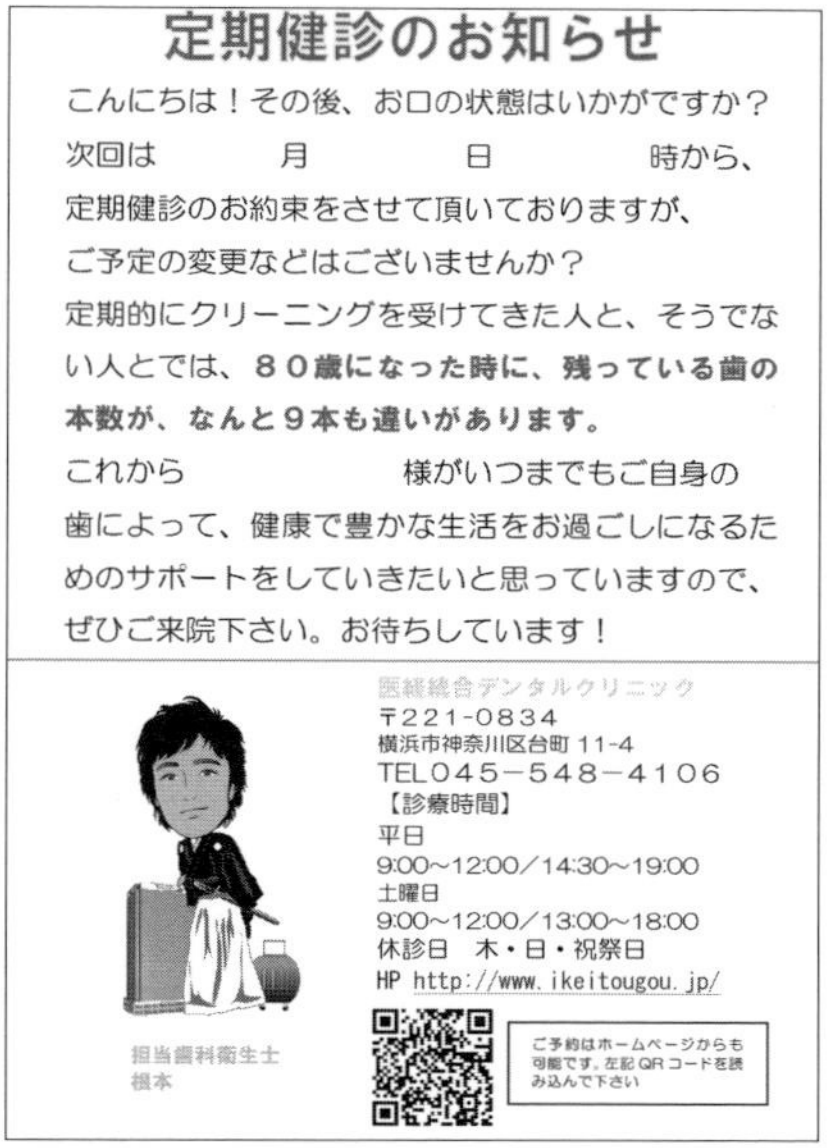

定期健診のお知らせ

こんにちは！その後、お口の状態はいかがですか？
次回は　　　月　　　日　　　時から、
定期健診のお約束をさせて頂いておりますが、
ご予定の変更などはございませんか？
定期的にクリーニングを受けてきた人と、そうでない人とでは、**８０歳になった時に、残っている歯の本数が、なんと９本も違いがあります。**
これから　　　様がいつまでもご自身の歯によって、健康で豊かな生活をお過ごしになるためのサポートをしていきたいと思っていますので、
ぜひご来院下さい。お待ちしています！

医経統合デンタルクリニック
〒221-0834
横浜市神奈川区台町 11-4
TEL０４５－５４８－４１０６
【診療時間】
平日
9:00～12:00／14:30～19:00
土曜日
9:00～12:00／13:00～18:00
休診日　木・日・祝祭日
HP http://www.ikeitougou.jp/

ご予約はホームページからも可能です。左記 QR コードを読み込んで下さい

担当歯科衛生士
根本

［図 1］写真や似顔絵入りの医院のオリジナルハガキを作成しよう。手書きメッセージを添えるのがポイント

ろはほとんどありませんので、ぜひ実践してみてください。

ブログで定期的に予防の重要性を伝えよう

ファン患者さんは、医院のブログを定期的に読んでいますので、そこで予防の重要性について情報提供するのも一案です。すでにブログをやられている医院は、新たに「歯に関するマメ知識」、「予防に行こう！」などの**新たなテーマのブログを立ち上げてもよいでしょう。**

そして、ブログを更新した際は、

医院のフェイスブックページでも、ブログを更新した旨を投稿してください。**「ブログを更新したこと」**、**「更新したブログのタイトル」**、**「該当記事のページアドレス」**を記載することで、フェイスブックページに「いいね」をしている方が、そのまま医院のブログにアクセスしやすくなります。

定期健診の患者さんを増やすのは、歯科医院としてとても大切な取り組みです。また、別の機会に新たな手法をお伝えしたいと思います。

明日からの「やること表」

①院長、スタッフが定期健診を受ける
②自院のオリジナルハガキを作り、手書きの一言メッセージを添える
③定期的にブログを更新し、更新したことをフェイスブックページにも投稿する

院内新聞を発行しよう！

デジタル時代だからこそ院内新聞を

現代における歯科医院の情報発信の手段はホームページやブログが主流ですが、だからこそ、ご紹介する院内新聞のような紙媒体が有効です。院内新聞のメリットの一つは**「患者さんの手元に残ること」**です。手元に残るだけに、そこに書かれている内容は、パソコンやスマホの情報と比べて、印象に深く残ります。

そして、数は決して多くありませんが、患者さんのなかには「ファン患者」と呼ばれる方がいて、そのような患者さんは**院内新聞のバックナンバーを大切に取っておられる**こともあります。

院内新聞を作るにあたって、スタッフには「いまはホームページやブログなどで情報発信するのが主流ですが、患者さんのなかには、パソコンやスマホを積極的に利用しない方もいますし、院内新聞は形に残るので、私たちの思いが伝わりやすいというメリットがあります」と説明をして、スタートするのがお勧めです。

「発行責任者」を決めましょう！

院内新聞に限った話ではありませんが、あらゆる取り組みは「いつ」、「誰が」、「何を」などの詳細を決める必要があります。これまで多くの歯科医院の取り組みを見てきましたが、実践、定着していない取り組みは詳細が曖昧なものばかりでした。

院内新聞においては、「発行頻度」、「誰がどのような内容を書くか」、「手書きとパソコン、どちらで作るのか」などを決める必要がありますが、発行するにあたってまずは**「発行責任者」を明確にすることが大切**です。

院長先生は、野球に喩えるなら、四番バッターでエースピッチャーというプレイヤーでありながら、しかも監督も兼ねるかなり忙しい立場です。さらに、院内新聞にまで目を行き届かせるのは困難ですので、発行責任者が必要なのです。なお、この発行責任者は、同じスタッフが担当してもよいですし、発行ごとに変えてもよいです。

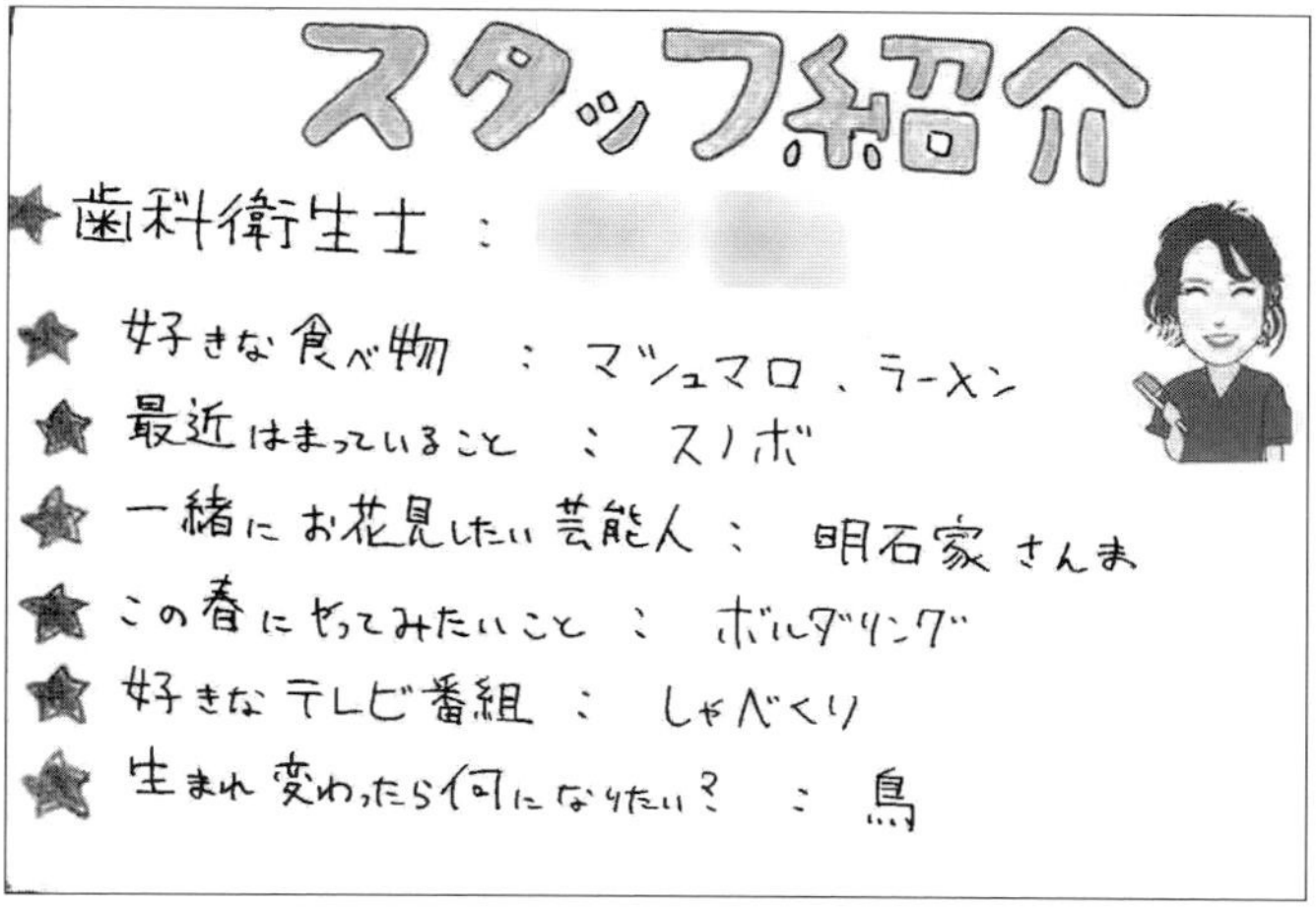
スタッフ紹介
歯科衛生士：
好きな食べ物：マシュマロ、ラーメン
最近はまっていること：スノボ
一緒にお花見したい芸能人：明石家さんま
この春にやってみたいこと：ボルダリング
好きなテレビ番組：しゃべくり
生まれ変わったら何になりたい？：鳥

［図１］歯科に関係ないことも載せたほうが、患者さんの興味を引く

頻度は3ヵ月に1回がお勧めです！

発行頻度は3ヵ月に1回であれば、無理なく始められます。3月は春号、6月は夏号、9月は秋号、12月は冬号と季節の変わり目に発行するのがお勧めです。

内容は、「歯科医院なんだから、歯の内容を書くのが当然」と思うかもしれませんが、歯に関することばかりではなく、「スタッフ紹介**【図1】**」、「スタッフのお勧め映画」などのスタッフに関することや、後でもご紹介する「お勧めの紅葉スポット」など、あえて歯科に関係ないこ

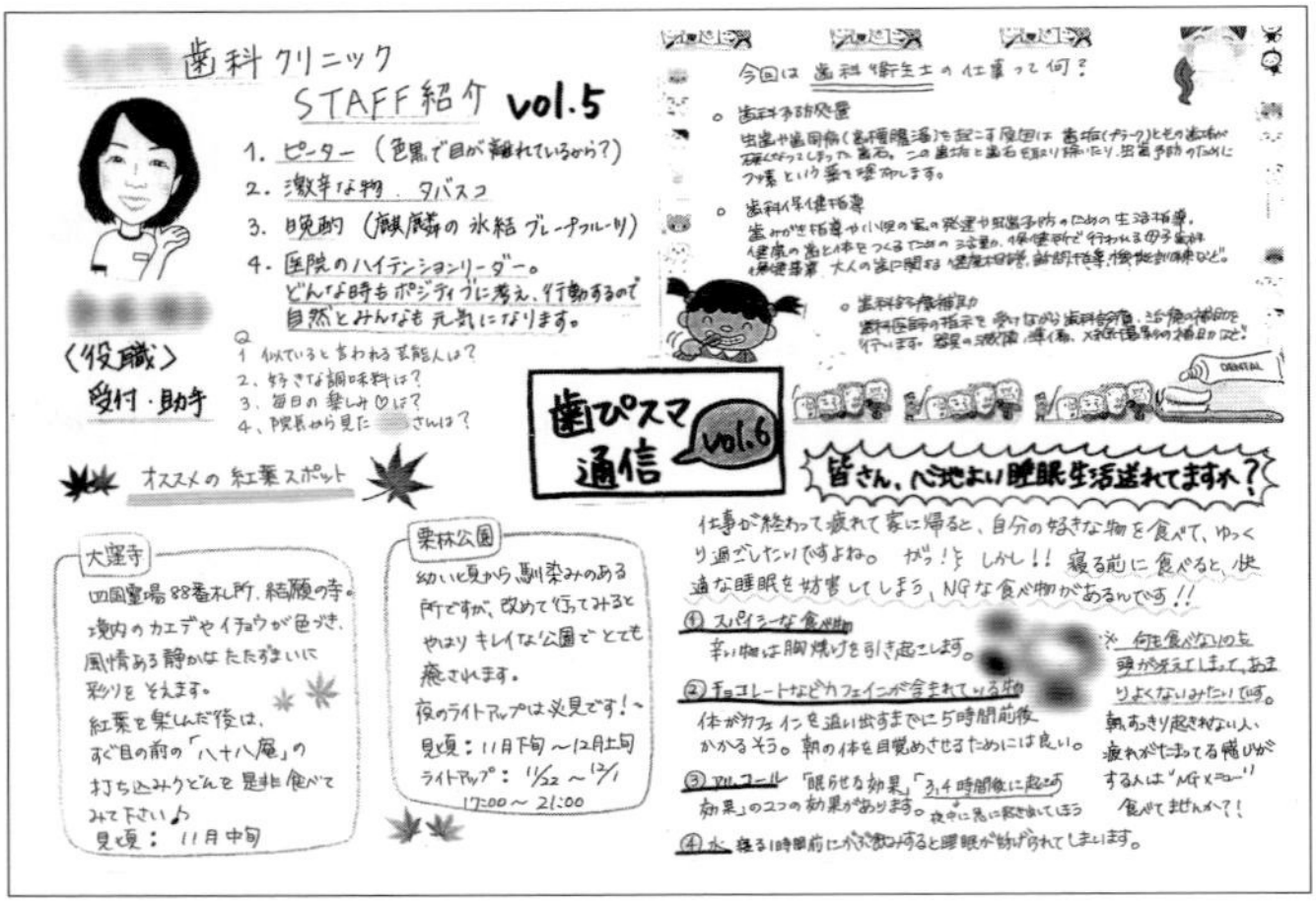

［図２］実際の院内新聞。「手書き」、「カラー」、「多すぎない分量」が親しまれるポイント

とも載せたほうが、患者さんの興味を引きます。

歯科に関する内容では、「歯周病とは？」、「どんな患者さんに矯正治療が必要なの？」のようなスタンダードなものの他に「スタッフのお勧めデンタルグッズ」、「当院のデンタルグッズランキング」、「歯によい食材」などがお勧めです。

次に院内新聞の分量ですが、実際の新聞のように何ページにもわたるものができたら、それはそれですばらしいですが、作る側も読む側もたいへんですので、スタート当初は**Ａ４用紙１枚のボリューム**でよいと思います。

横向きでも縦向きでもよいですが、仮にスタッフ4名で記事を分担するのであれば、Ａ4用紙を四等分して「3ヵ月の期間で、あなたの担当であるこのスペースに記事を書いてください」と依頼することで、無理なく作成できると思います。

以上のようなプロセスを経て完成したのが、**【図2】**の院内新聞です。

いかがでしょう。患者さんの興味を引く内容になっているのではないでしょうか。

このように**「手書き」**、**「カラー」**、**「多すぎない分量」**という条件が揃うと、患者さんに親しまれる院内新聞になります。

積極的にアピールしましょう！

せっかく作った院内新聞ですので、積極的にアピールしてください。具体的には、印刷して患者さんに手渡したり、待合室に置いて「ご自由にお持ち帰りください」というかたちにしたり、ご紹介した「初診パック」に入れたり、ホームページからダウンロードできるようにするなど、さまざまなアピール手段が考えられます。

以上のように積極的に院内新聞の存在をアピールし続けることで、次第に「いつも楽しみにしています」「新しいのはまだ出ないの？」など、患者さんのほうから反応してくれるようになります。
このような反応が増えてくれば、スタッフも楽しみながら作成してくれるようになりますね！

明日からの「やること表」

①発行頻度、内容、書く人を決める
②「発行責任者」を決める
③発行後、積極的に院内新聞の存在をアピールする

定期的にイベントを開催しよう!

同じポスターを何年も掲示していると、次第に色褪せてきて、患者さんの目を引かなくなります。業種はまったく違いますが、ディズニーランドやユニバーサルスタジオジャパンなどのテーマパークに繰り返し人が訪れるのは、新しいアトラクションが加わったり、定期的にイベントを開催することで、「変化」しているからです。

歯科医院は娯楽業ではありませんから、テーマパークほど、イベント開催に力を入れる必要はないかもしれませんが、患者さんに「この歯科医院はいろいろな取り組みをしているな」と、変化を感じてもらうことは患者満足度を上げるという意味でとても大切です。

そこでご紹介するのが、季節の行事に合わせた定期的なイベント開催です。

スタッフへの意味づけが重要

基本的にスタッフは、「同じ労働時間で同じ給与なら、仕事量は多いよりも少ないほうがよい」と思っています。そのようななかで、診療以外の取り組みを実施するのですから、「何のためにイベントを行うのか」、「イベントを開催することで、スタッフや患者さんにどのようなメリットがあるのか」をしっかり伝える必要があります。

イベントを開催する意味を伝えたら、次に決めるのはイベント担当スタッフです。「手の空いた人がやってください」というアナウンスでは、まず実現は不可能です。担当を明確にすることで該当スタッフに当事者意識が芽生えるのです。

イベント担当ですが、年間を通して同じスタッフがイベント担当を務める場合もありますし、「○月のイベントは○○さん、□月のイベントは□□さんが担当」というかたちで、月ごとにイベント担当が変わる場合もあります。

担当スタッフを決めつつ、担当以外のスタッフには「イベント担当スタッフだけが準備したり、実行するのではなく、担当スタッフを中心にして、スタッフみんなでイベントに取り組むことが大事ですので、担当スタッフに協力してください」と、しっかりアナウンスすることが大切です。これにより担当スタッフは、「私一人で抱えなくていいんだ」と安心感をもちます。

クライアントが実施した過去のイベント例

「イベントといっても、どんな内容をやったらよいのかわからない」という先生、スタッフの方も多いと思いますので、筆者のクライアントで実施したイベントをご紹介します。

- **年始にスタッフが「今年のテーマ」という題目で書き初めする「書き初めイベント」**
- **キシリトール入りのチョコレートをプレゼントする「バレンタインイベント」**
- **小学校、中学校に入学する子どもに粗品をプレゼントする「入学イベント」**
- **桜の開花日を予想してもらう「桜開花イベント」**
- **お母さんにカーネーションや感謝の手紙をプレゼントする「母の日イベント」**
- **お父さんへの感謝の手紙を書いてプレゼントする「父の日イベント」**
- **輪投げや水風船すくいなどを実施する「夏祭りイベント」**

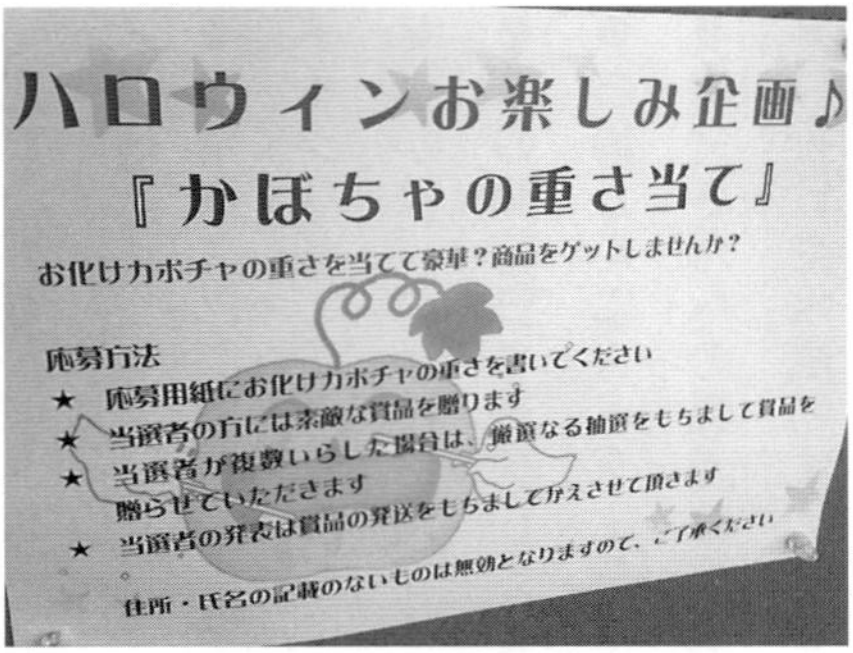

[図 1]「ハロウィンお楽しみ企画」と題して、カボチャの重さを当てるイベントの告知

●カボチャの重さを投票してもらう「ハロウィンイベント」

●クリスマスカードなどをプレゼントする「クリスマスイベント」

これらの季節の行事に合わせた定期的なイベントのほか、「オリンピックの日本のメダルの数を当てようイベント」、「サッカーワールドカップの優勝国を当てようイベント」など、イレギュラーに開催するものもあります。

患者さんにイベントの存在を認識してもらう

前述したように、イベントに対して「誰が何を準備するのか」などの担当が決まり、イベントがスタートしたら、院内掲示やブログ、フェイスブックページなどで、患者さんにイベント開催を積極的に伝えることが大切です。ちなみに、**【図1】**はハロウインイベントの開催案内を待合室に掲示しているクライアントの例です。

このように掲示だけでなく、スタッフが「いまはこういうイベントをやっていますので参加しませんか？」と積極的に声がけすることも大切です。

冒頭にお伝えしたように、歯科医院は娯楽業ではなく医療ですから、まずは良質な医療の提供が前提になりますが、「この歯科医院はいろいろな取り組みをしているな。頑張っているな」という印象を患者さんがもつことで満足度が上がり、中断することなく通い続けたり、家族や友達、職場の人に紹介してくれたりすることに繋がります。

明日からの「やること表」

①「何のためにイベントを実施するのか」をスタッフにしっかり伝える
②イベント担当スタッフを決める
③さまざまな方法で、イベントの存在を患者さんに告知する

紹介システムを構築しよう！

本書を読んでくださっている先生、スタッフの皆様の医院では、新患の来院経路を集計していると思います（もし集計していないようでしたら、この機会にぜひ集計してみてください。問診票の質問項目に「ご来院のきっかけは？」を設け、記入してもらいます）。

主な来院経路としては、「家族や友人・知人からの紹介」、「家や職場から近い」、「ホームページ」、「看板」、「建物を見て」などが挙げられます。

なかでも「あの歯科医院、とてもよかったよ」と誰かから紹介を受けて来院する患者さんを増やすことが、医院経営を長期的に安定させるうえで極めて大切です。なぜなら、「家や職場が近いから」、「遅い時間まで診療しているから」、「日曜や祝日も診てもらえるから」という利便性重視の患者さんは、もっと便利な歯科医院が新たにできたら、そちらに移ってしまう可能性があるからです。

では、どうすれば紹介の患者さんが増えるのでしょうか？　4つの取り組みをご紹介します。

1．「紹介してください」と伝えよう！

「治療技術が高い」、「しっかり説明してくれる」、「スタッフの対応がよい」など、基本的な点はクリアできていることが前提ですが、すぐにできるのは「患者さんを紹介してほしい」という思いを知ってもらうことです。

「ご家族やご友人で『本当は歯科医院に行かなきゃいけないんだけど、なかなかよい医院がなくて……』と悩んでいる方がいらっしゃいましたら、ぜひ当院をご紹介ください」と書かれたポスターを掲示します。そうすることで、患者さんが「あぁ、そういえば○○さんが歯科医院を探していたから、ここを紹介してみるか」と考える契機になります。

2. 紹介カードを作ろう！

次に医院の紹介カードを作りましょう。表面には、「もし当院を気に入ってくださいましたら、このカードを歯科医院を探しているご家族やお友達にお渡しくださいPERSON」などの文章を記載し、裏面には、医院名、住所、電話番号、診療時間、ホームページ、QRコード、アクセスマップなどを記載します。受付カウンターや患者さん用のトイレに置いてください。

また、単に置くだけではなく、会計時に受付スタッフから直接手渡したほうが効果を発揮します。その際、同じ患者さんに何度も渡すとしつこいので、すでにお渡しした患者さんにはカルテにシールを貼るなどして、何度も渡さないように工夫します。

3. 紹介カードを持って来た患者さんにメリットを感じてもらおう！

上記の1と2を実施するだけでも意味がありますが、より効果を発揮させるには紹

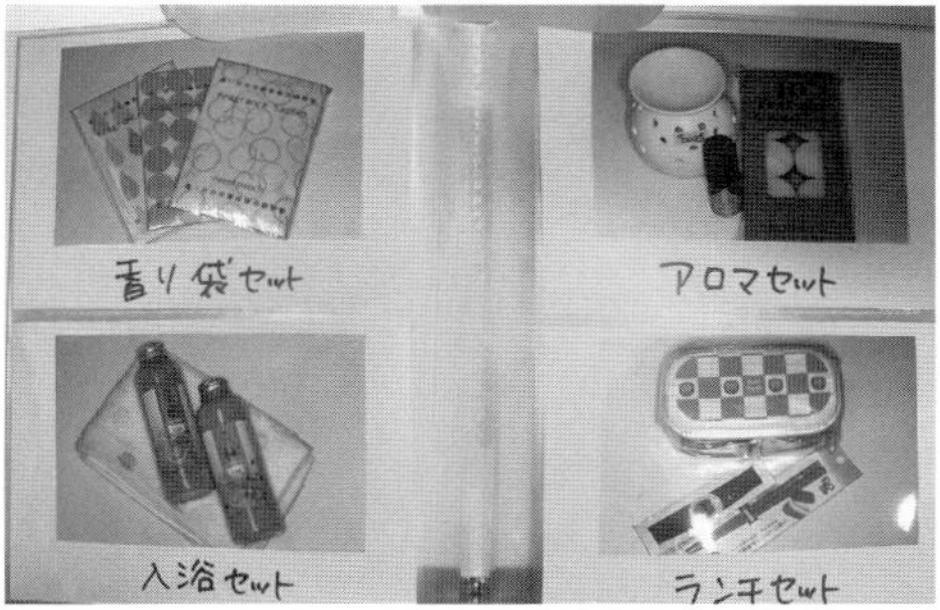

[図1] プレゼントは4コースほど用意しておき、選択してもらう

介カードに「このカードをお持ちいただいたら、ステキなプレゼントと交換いたします」などの文言を書いておき、実際に持ってきた患者さんにはプレゼントをお渡しする方法もあります。

[図1] のようにいくつかコースを作っておき、患者さんに選んでもらっている医院もあります。値段は、1コース500円くらいで買えるものを用意しています。

ただし、「歯科医院は医療を提供するのだから、そこまでしなくても……」とお考えになる先生もいらっしゃるかもしれません。お考えに沿ったかたちで、無理に取り組まなくてもよいと思います。

ちなみに図1のような一般的なものではなく、「せっかく歯科医院なのだから……」と、歯磨きグッズをプレゼントしている医院もあります。

逆に「紹介カードとプレゼントの交換を積極的に告知

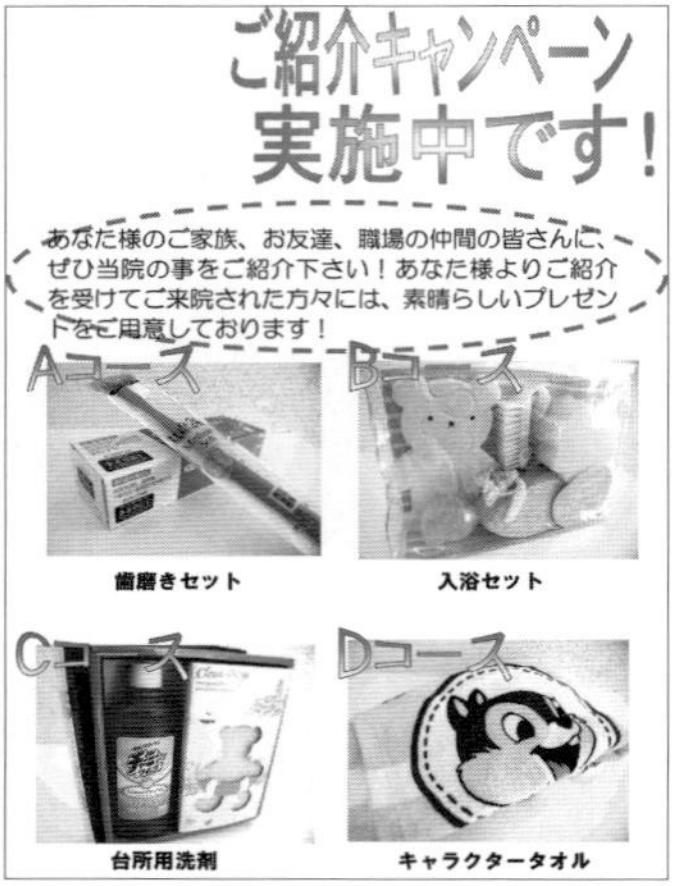

［図2］チェアーサイドに掲示し、目に触れる機会を増やすことで周知される

したい」とお考えの先生は、**［図2］**のような案内を作り、チェアーサイドに掲示するのも一案です。実際にこのような案内を掲示することで、「へぇー、紹介カードを持って来た患者さんは、こういうものをもらえるんだね」と、スタッフとの会話に繋がることもあります。

4. 紹介してくれた患者さんにお礼を伝えよう！

上記した問診票の「ご来院のきっかけは？」の記載欄や、紹介カードに紹介者の名前を書く欄を設けることで、誰からの紹介なのかがわかりますので、紹介者には「このたびは大切な方をご紹介いただき、ありがとうございました」とお礼の手紙を出すとよいでしょう。手紙だけの医院もありますし、歯ブラシなどの粗品を同封している医院もあります。

本項でご紹介した内容を参考に、自院に合った紹介システムを構築してください。

明日からの「やること表」

①「患者さんをご紹介ください」とハッキリ伝える
②紹介カードを作成する
③カードを持って来た患者さんにプレゼントをお渡しする
④紹介してくれた患者さんにお礼を伝える

歯科キッザニアを開催しよう！

歯科キッザニアって？

キッザニアは子ども向けの職業体験型テーマパークです。日本では、東京都に「キッザニア東京」が、兵庫県に「キッザニア甲子園」があります（詳しくは、キッザニアのホームページ〔http://www.kidzania.jp〕をご覧ください）。

筆者のクライアントには、**歯科医院の仕事を体験することで、歯科のことをより知ってもらいたい**という思いから、「歯科キッザニア」を開催する医院が多くあります。

まずは無理のない規模からスタート

すでに歯科キッザニアを実施したことのある歯科医院ならともかく、今回初めてという歯科医院でしたら、参加する子どもの数は5人から、最大で10名くらいが適正です。最初は少ない人数だったとしても、イベントの成功体験を積んでいくなかで、次第に少しずつ参加人数を増やしていくことをお勧めします。

続いて、「歯科キッザニアで何をやるのか」を考えます。

- **印象材で自分の指の型を採る**
- **ミラーを使って親の歯の本数を数える**
- **マイクロスコープで千円札に書かれた文字を見つける**
- **位相差顕微鏡で実際に口腔内の細菌を見る**
- **歯科をテーマにしたクイズ大会**
- **院長やスタッフによる歯の話**

などを実施しています。

実施内容についても、初めての場合は、上記を行おうとせずに、できることから始めるとよいでしょう。

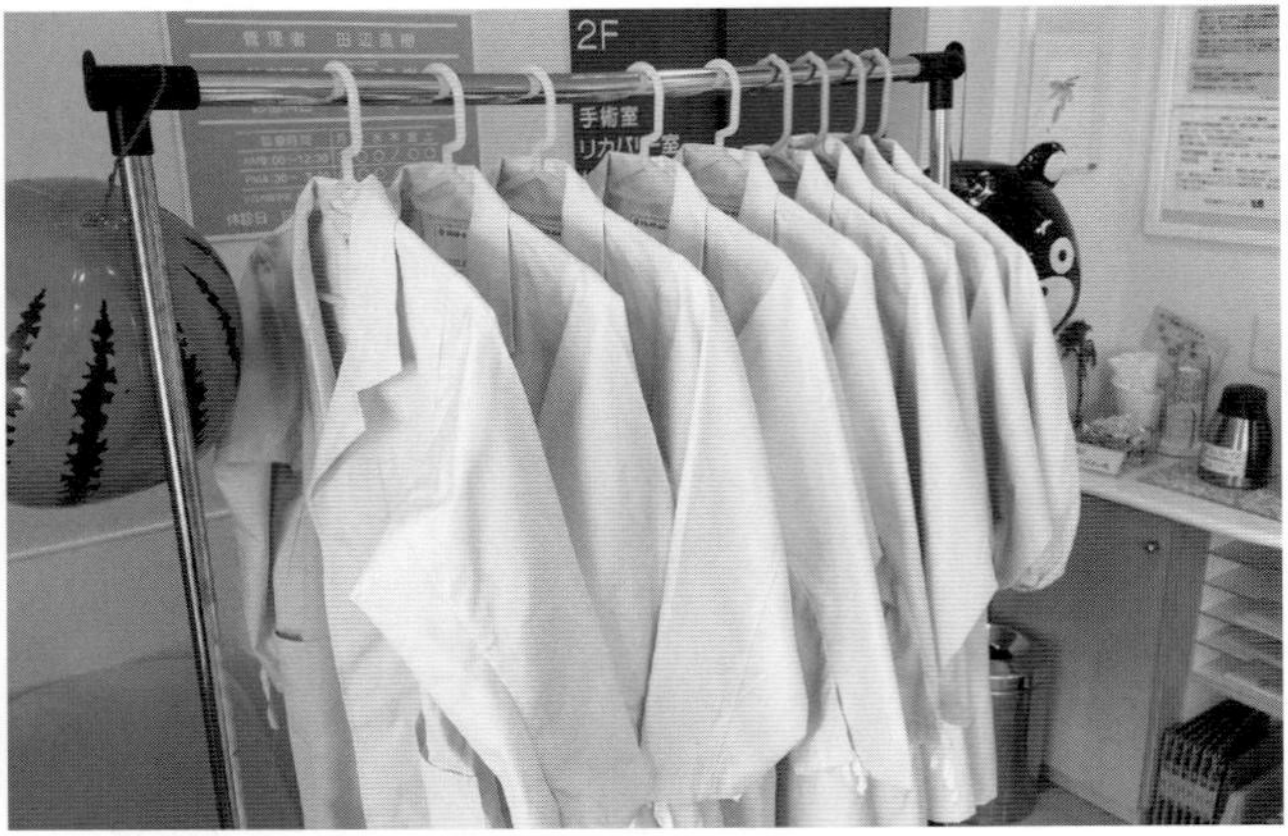

[図 1] 子ども用の白衣を用意し、お仕事体験をすることで、参加者の思い出に残るイベントになる

うまくいくためのポイント

[図1] は歯科医院ではなく眼科医院で行われたキッザニアの様子ですが、このように子ども用白衣を用意し、当日着てお仕事体験をすることで、子どもたちの意欲が高まります。また、同伴している親が白衣姿の子どもの写真をバシバシ撮ることで、後から写真を見返したときに、**親子で医院に対するプラスの感情をもってもらえるようになります**ので、ぜひ白衣の用意をお勧めします。

開催時間については、あまり長時間だと子どもが飽きますので、60～90分までが適正です。また対象年齢ですが、あまりに低くても内容が理解できませんし、高すぎても興味や関心を引きにくいため、小学1~3年生くらいを対象にしている歯科医院が多いです。

積極的な告知が大切

ここまで決まったら、次に大切なのが「患者さんへの告知」です。どれほど内容を凝っても、参加人数が少なければ寂しいものになってしまいますし、「参加人数10人なんてすぐに集まるだろう」と、あまり積極的に告知しなかった結果、開催2週間前なのに定員の半分に満たなかった……という歯科医院もあります。

そのような結果にならないよう、積極的に告知してください。告知は3ヵ月前くらいからが理想です。案内用のチラシは、**【図2】**を参考にしてください。

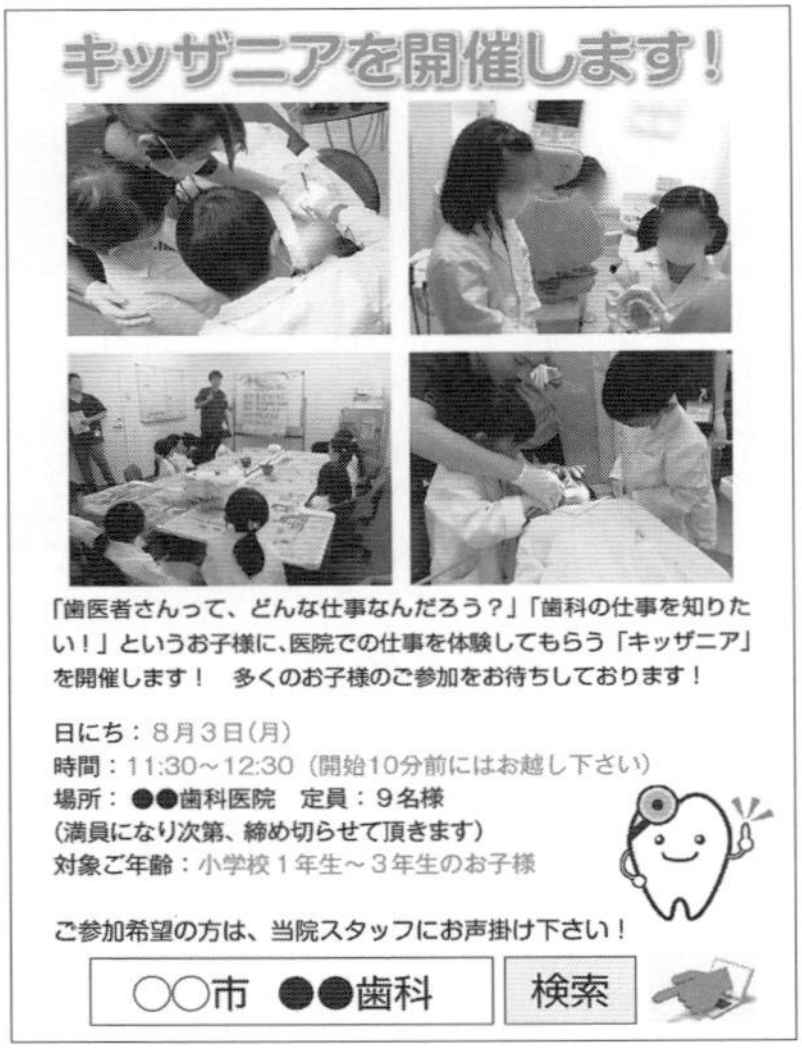

［図２］歯科キッザニア開催の案内用チラシ見本

いちばん効果的な告知方法

患者さんへの告知方法としては、

- **案内用のチラシを作って、院内の掲示板に掲示する**
- **各チェアーサイドに掲示する**
- **初診パック（詳細はＰ37を参照）に入れる**

などがありますが、最も伝わるのは、会計時に受付スタッフが「○月○日にキッザニアという職業体験イベントを実施しますので、ぜひご参加ください」と**案内用のチラシを直接手渡して説明すること**です。一手間かかりますが、患者さんへの伝わり方がまったく違いますので、ぜひ実施してください。

遠い未来の話になりますが、歯科キッザニアに参加した子どもたちが、歯科医師や歯科衛生士になって、自院で働いてくれたら最高ですよね！

明日からの「やること表」

①歯科キッザニアの目的をスタッフに伝える
②内容、日時を決める
③患者さんに告知する

成功歯科医院を見学しよう！

　ここまで多くの増患手法をお伝えしてきましたが、読書やセミナーに参加するよりも、短期間で成果が出るのが**「成功歯科医院に見学に行く」**です。「百聞は一見にしかず」の言葉どおり、本やセミナーで学ぶだけよりも、実際にそれらの手法を用いて成功している歯科医院へ、スタッフと一緒に見学に行くことで、自院での実行スピードが加速します。ポイントは、**「スタッフと一緒に行く」**ことです。

　スタッフと一緒に医院見学に行くうえで、大切なステップがあります。次にそれを記載します。

1. なぜ他院に見学に行くのか？　理由をしっかり伝える

　これは見学に限ったことではありませんが、新しい取り組みを実施する際には、

「何のためにやるのか？」、「それをやることで、どんなよいことがあるのか？」を、スタッフにわかるように明確に伝えることが必要です。

●当院では当たり前に実施していることでも、他院では当たり前ではない

●自分の医院しか知らないと、視野が狭くなってしまう

●他院の頑張っている院長先生、スタッフを見ることで刺激を受けたい

などを織り交ぜながら、見学の目的をご自身の言葉で伝えてください。

2．見学先の医院のよい点を学ぶ

稀ではありますが、他院へ見学に行った際、「あの医院の滅菌方法はどうかと思う」、「この職種にここまでやらせてよいのか」、「うちの医院のほうが忙しいし、頑張っている」、「あの医院は、院長が素晴らしいから、よい医院なんだ」といった感想をもつスタッフがいますが、これでは見学した意味がまったくありません。

これまで数多くの歯科医院のコンサルティングを実施してきましたが、問題のない医院、課題のない医院は存在しません。医院見学の目的は、そのような問題や課題を見つけることではありません。

●見学先の医院で実施している素晴らしい取り組み

●その取り組みのなかで、当院でも導入したい取り組み

●当院が、見学先の医院のようになるためには何が必要なのか？

といった点を見学したり、学ぶことが大切であると、あらかじめしっかりと伝える必要があります。

3. 見学先から何を学びたいのか？　事前に質問を用意しておく

意識するほど、関係する情報が自分のところに舞い込んでくるようになることを**「カラーバス効果」**といいます。

つまり、「今度見学に行く歯科医院から、○○と△△について学んでこよう！　質問しよう！」と思っているスタッフのほうが、見学からの学びが多いのです。

どこまで回答してくれるかは見学医院の考え方にもよりますが、私のクライアントでは、見学に行く数日前に、「当日は○○や△△について、教えていただきたいと思っています」という旨を、メールやＦＡＸで見学先に伝えている医院もあります。見学先の医院からみても、何を学びたいのかが不鮮明であるよりも、「この医院は、当院から○○を学びたいと思っているんだな」とわかっているほうが、それに対する明確な回答を用意しておけるなど、よりよい準備ができます。

つまり、あらかじめ質問を用意しておくのは、見学先の医院にとってもありがたいことなのです。

4. 医院で何を実施するのかを具体的に決める

これが医院見学において、最も大事だといっても過言ではありません。「あの医院はすごかった」、「とても勉強になった」という感想だけで終わってしまっては、医院見学の意味が半減します。大切なのは、学びのなかから「当院で何をいつから、どんなかたちで実施するのかを具体的に決める」ことなのです。

私のクライアントの多くは、見学後１週間以内を目安に、**【図１】**のようなレポート提出を課題にしています。

見学レポート

氏名：＿＿＿＿＿＿＿＿＿＿＿＿＿＿

見学医院の素晴らしいと思った点を３つ、出来るだけ具体的に書いて下さい。
１． ２． ３．

見学医院から実行しようと思うことを最低３つ、出来るだけ具体的に書いて下さい。
１． ２． ３．

上記行動は「いつ」「誰が」「どんな形で」実施しますか？出来るだけ具体的に書いて下さい。

［図 1］ 医院見学後にスタッフに記入してもらうレポート用紙

5. 見学した医院にお礼を伝える

日々の診療だけでもたいへんなのに、それに加えて、他院から見学を受け入れるわけですから、見学先の医院は相当気を遣います。このように時間と労力を自分の医院のために使ってくれたのですから、見学後はすぐにお礼を伝える必要があります。

そして、見学先の医院にとって最もうれしいことは、「自分の医院を見学したことによって、その医院がもっとよくなること」なのです。

明日からの「やること表」

①何のための見学なのか、理由や目的を伝える
②見学医院に予め「当日学びたいこと」を伝える
③見学後はミーティングを実施する

成功歯科医院　院長に聞く1

新進気鋭の歯科医師が送る「幹部スタッフ育成メソッド」

折戸惠介×根本和馬

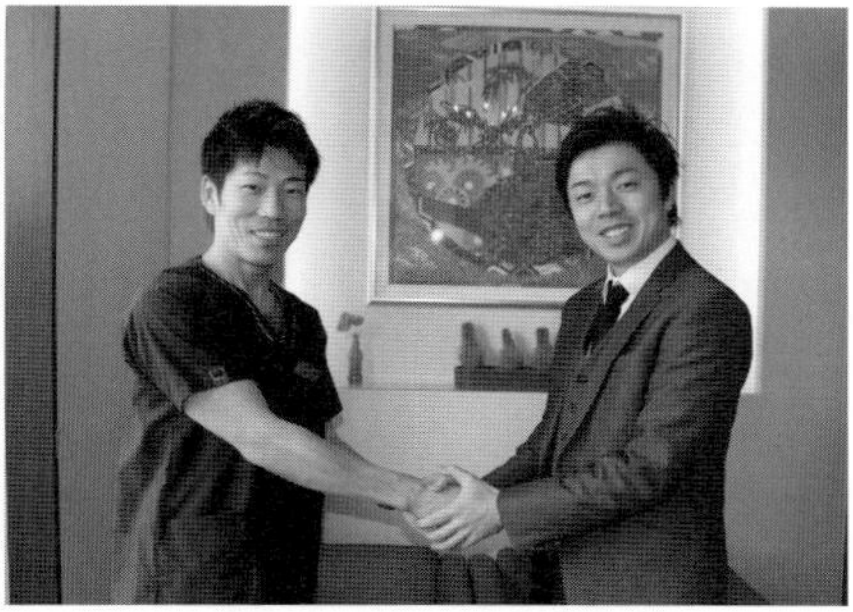

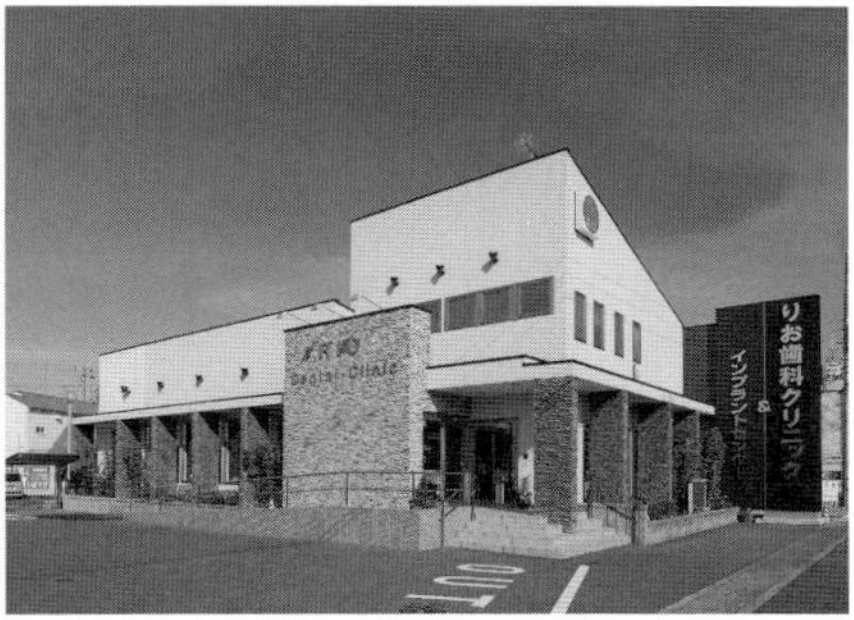

りお歯科クリニック

[所在地] 岐阜県岐阜市北島 8 丁目 1-1
[ユニット数] 6 台
[スタッフ数] 歯科医師 4 名、歯科衛生士 7 名、歯科助手 4 名、受付 3 名
[患者数] 1 日約 150 名
[診療時間] 平日 9:00 ～ 13:00　15:00 ～ 19:00
土曜9:00 ～ 16:45
[休診日] 水曜、日曜、祝日

やるか、やらないか

根本──いきなり単刀直入で申し訳ありませんが、折戸先生はこれまでに患者数で悩まれたことはありましたか。

折戸──正直なところ、ないです。

当院を見学される先生に患者さんの増患において、「どんなことをされていますか？」、「何が特効薬ですか？」とよく聞かれます。しかし、実際のところ特効薬はないと思っています。いろいろなことを考えたうちのひとつがある患者さんにヒットして、別の患者さんには違う選択肢がヒットしたのかなと、私は捉えています。

開業時に医院のコンセプトとして、〝歯医者〟に見えないような医院をつくりたいと思っていました。以前、初対面の方に、「歯医者なんです」と自己紹介したとき、「僕、歯医者だけは嫌いなんですよね」と言われ、「歯医者だけは嫌い」というその言い方にすごくショックを受けました。歯科医院のネガティブな要素を考えたときに、おしゃれさのかけらもない薄暗い建物で、いざ入ってみると変な臭いがして受付が冷たい顔で出迎える……。ただでさ

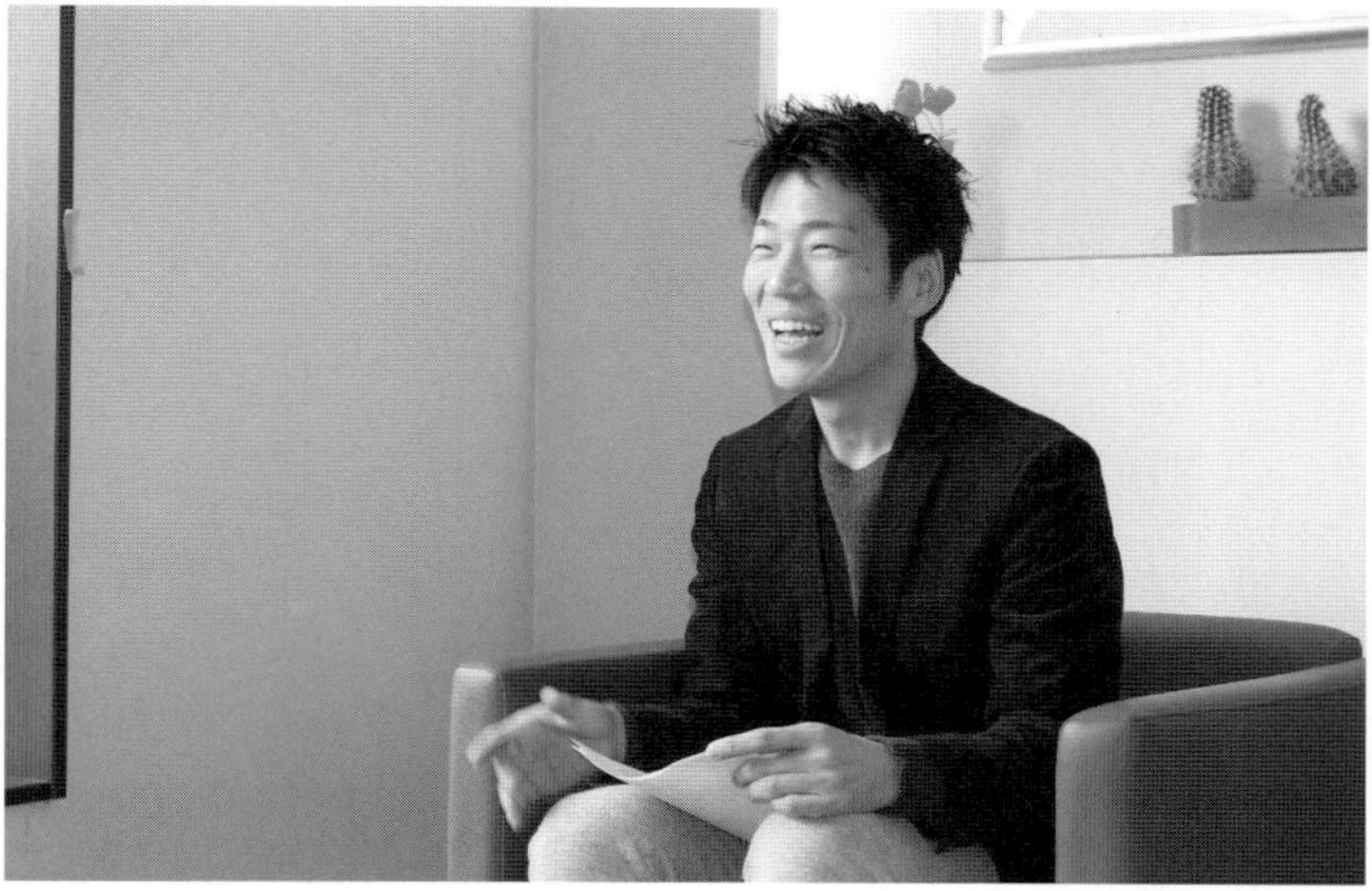

▲りお歯科クリニック院長　折戸惠介氏。2000 年、朝日大学歯学部卒業。８年間、歯科医院にて勤務後、2008 年、現在地にてりお歯科クリニックを開業

え痛いのに、怖いし、何されているかわからないという状況を払拭できれば、もっと気軽に来院していただけると考え、これを突き詰めて環境を整備しました。

根本――入念な準備を重ねて開業されたことが、現状に繋がっているように感じます。

折戸――そうですね。でも、結果論です。「俺は絶対成功者になるんだ」と意気込んだわけではなく、「駄目なんじゃないかな、借金返せなくて夜逃げでもするんじゃないかな」というぐらいの感じでした(笑)。

根本――開業するとき、借金は大きな額ですからね。

折戸――開業当時はげっそり痩せましたし、寝られませんでした。何でサラリーマンの道を選ばなかったのか、後悔するぐらいの

プレッシャーを感じていました。

根本——なるほど。では、これから開業しようと考えている、あるいは患者数が少なくて悩んでいる先生は世の中にはいっぱいおりますが、そうした先生にアドバイスを求められたとき、折戸先生ならこれまでの経験を踏まえ、どのようにアドバイスされますか？

折戸——新規の患者さんをまず増やさなければ、患者さんの絶対数は増えないので、やはり新患確保が重要だと思います。よく「周りに歯科医院が多いからたいへん」という声を聞くんですけれど、それはあまり関係ないと思います。いま、「いつか歯医者に行かなきゃ」って思っている方のほとんどが、なかなか歯科医院に行けていないと思うんです。その層をいかに取り込めるかだと思うんです。いま歯科医院に通っている患者さんを奪い合うのではなくて、新規の患者さんに対していかに働き掛けるかが重要だと思います。

あと、予約の方法も重要だと思います。歯科医院に電話をかけるのって、結構ハードルが高いと思います。それにいまどき、ホテルやレストランもネット予約が主流ですよね。

根本——確かにそうですね。ネットですよね。

折戸——ネットだと24時間受付可能ですよね。夜中の12時に歯医者へ行きたいなと思ってホームページを見ても、電話できないじゃないですか。でも、ネットだったら予約することができます。そういうシステムを整備するというのも大事だと思います。

根本――実際、折戸先生の医院では、ネット予約ができますよね。

折戸――従来の電話予約にしても、スマホ専用ホームページのボタンをポンと押したら電話がかかるというようなことは、絶対必要だと思います。

根本――そういった手法って世の中にいくらでもあって、極端にいえば、ネットで少し調べたら、いくらでも出てくると思います。でも、調べたところでやらない人もたくさんいますよね。何でやらないんだろうって思うんですけど……。

折戸――忙しいからとか、できない理由を探してしまう。うちのスタッフには「やれるか、やれないか」じゃなくて、「やるか、やらないか」と言っています。やる時間がないんだったら時間をつくる必要があります。時間をつくるのが面倒だといって何もしなかったら、患者さんは当然増えませんよね。

根本――おっしゃるとおりです。

50になってタービンを持っていたら負けだよな？

折戸――私は臨床にも携わっているので、経営だけではなく臨床を含めた両輪を回さないとなりません。歯科医師ならば、臨床を第一に考えるのはもっともなんですが、臨床だけやっていればよいという院長先生が未だに多いのかなとも考えています。美味しい料理を作っていればいつかお客さんが来るって考えているかもしれませんが、そう簡単にはいきません。

根本――確かにそういう先生は多いですよね。よい治療だけをしていれば、患者さんは増えるみたいなお考えの先生って結構いらっしゃいます。

折戸――そう考えているのなら、開業すべきではないと思います。スタッフを雇って、その地域に根ざして経営をするとなると、社会の人たちが望むような企業をつくるという責務もあると思います。そこに関しての勉強を疎かにしている先生が多いのではないかと。逆にそれだけでは駄目だと思いますし、もちろん技術的にも研鑽を重ねる必要があります。

根本――どちらも大事ということですね。一方だけが大事ということではなくて、バランスですよ。

折戸――そうなんです。私の後輩が分院長を任されていた法人の理事長は、「50になってタービンを持っていたら負けだよな」と言っていたそうです。その後、破産したらしいです。

根本――そのような先生もいるんですね。

折戸――経営側に寄りすぎて、理事長としてふんぞり返っていてはダメですね。そういう姿勢で成り立つ職業ではないと思います。高いレベルの治療技術を勤務医たちに見せて、併行して勉強も続け、「やっぱり院長は違うね」という姿勢を見せなければいけないと思います。

根本――確かにそうですね。勤務医の先生は、自分たちのリーダーはどれだけの腕をもっているのか常に見ていると聞きます。そこで腕がないと、臨床面の指示をしても説得力がないですよね。

医院目線で物事を考える幹部スタッフの育成

根本――歯科衛生士、歯科助手、受付などのスタッフについてもお伺いしたいのですが、折戸先生がスタッフと信頼関係をつくられるうえで、心掛けていることや、気をつけていることはありますか。

折戸――信頼関係をつくることは、なかなか難しいですね。こちらの想いをぶつけても、わかってくれる人もいるのですが、まったく響かない人もいます。だから、それを何とかわかってもらうには寄り添ってあげるというか、長い目で見てあげることが大切ですね。

根本――それはいえると思います。では、スタッフとの信頼関係を築けていない先生が、これからスタッフとともに医院を改善していくにはどうすればよいでしょうか。

折戸――スタッフとうまくいっていない状況ということで考えれば、まずスタッフ教育ですね。当院では入社すぐに、スタッフのあり方教育を行い、そこで社会人としての心構えを教え込んでいます。教育は一回だとすぐ忘れてしまうので、毎年、既存スタッフにも参加してもらい、聞かせています。

あと幹部スタッフを育てることも重要だと思います。同じ職種に幹部スタッフがいれば、自分の周りの問題点を発見してくれますし、院長が言いたいことを代弁してくれます。

当院では、幹部会議を月に一回行っています。そして、幹部会議の後にはご飯を食べに行きます。幹部社員は遠慮するんですけど。そのときは幹部会議のあり方や何を話し合ったかなどというよりも、結束を固めておくことが一番大事なことなんだと話しています。腹心の部下ということになると、責任感が芽生え、下を育ててくれますから。

やっぱり医院って組織が十分でないような気がします。社長がいて、部長がいて、課長がいて、係長がいて、平社員がいるというような組織をつくることができれば、おそらく、院長としては楽になるのかもしれません。

根本――いま、折戸先生の医院では、幹部スタッフは何人いるのでしょうか。

折戸――歯科医師に二人、歯科衛生士に一人、トリートメントコーディネーター兼受付に一人です。幹部のポジションを作った当初は、「スタッフがもうちょっと休み時間がほしいと言っています」など、部下の意見を吸い上げていました。

根本――そうした要望はよくありますね。

折戸――「有給休暇を増やしたいみたいな話になっています」というときに、私は幹部を集めて、院長が言わなくても医院の意向を伝えてくれる意味で幹部を設定していることを伝え、「医院のためとして考えられないようでは幹部なんていらない」とも話しました。

言ってみれば、自分たちの医院にとってどうかという視点で考えられるようにならないとダメです。「上に立てば絶対孤独になるから、その孤独感に耐えられないんだったら幹部を辞めたほうがいい」と話しました。それでも、やりますと言ってくれたのは嬉しかったです。リーダーや幹部は孤独になるよという話を先にしておかないと、孤独感が嫌で部下に寄り添ってしまいます。

根本――リーダーや幹部に選任する際、一番キャリアが長いスタッフをある日突然呼んで、「きみ、リーダーね。あとはよろしく」みたいな感じが多いと思うのですが、折戸先生はどのようなプロセスで幹部を決めましたか。

折戸――私は仕事ができる人が幹部になるべきだと思います。もちろん、いろいろな考え方がありますが……。スタッフの間で人気のあるスタッフを幹部にするという先生もいますし、年功序列も一つの選択肢だと思います。個人的には、仕事ができるスタッフをトップに据えると、組織は締まると思います。やっぱり「医院のために」って考えられるスタッフがトップに立っていてくれると心強いですから。

でも、その人の考え方が一人称だとやっぱり厳しいですね。個人的に感情的になってしまうと、医院全体によくない影響が現れます。いざ外すとなると難しいものがあります。

根本――外されたほうも新たに選任されたほうも、あまりいい気持ちはしないですよ。

折戸――毎年みんなの投票で幹部をコロコロ変えるシステムだったら円満に決まりそうですけど、院長が選任するスタイルだと、外したときに腐ってしまうこともありますね。

根本――いま、私のクライアントの多くは一年に一回交代しています。

折戸――それはいいと思います。

根本――向き不向きもやっぱりありますし、ずっとリーダーをやっていると、それはそれでマンネリだったり、辞めてしまうリスクもあるので、一年に一回変えるようにしています。

院長とスタッフの距離感

根本――経営者は伝えることを部下にきちんと話さないといけないと思います。折戸先生は

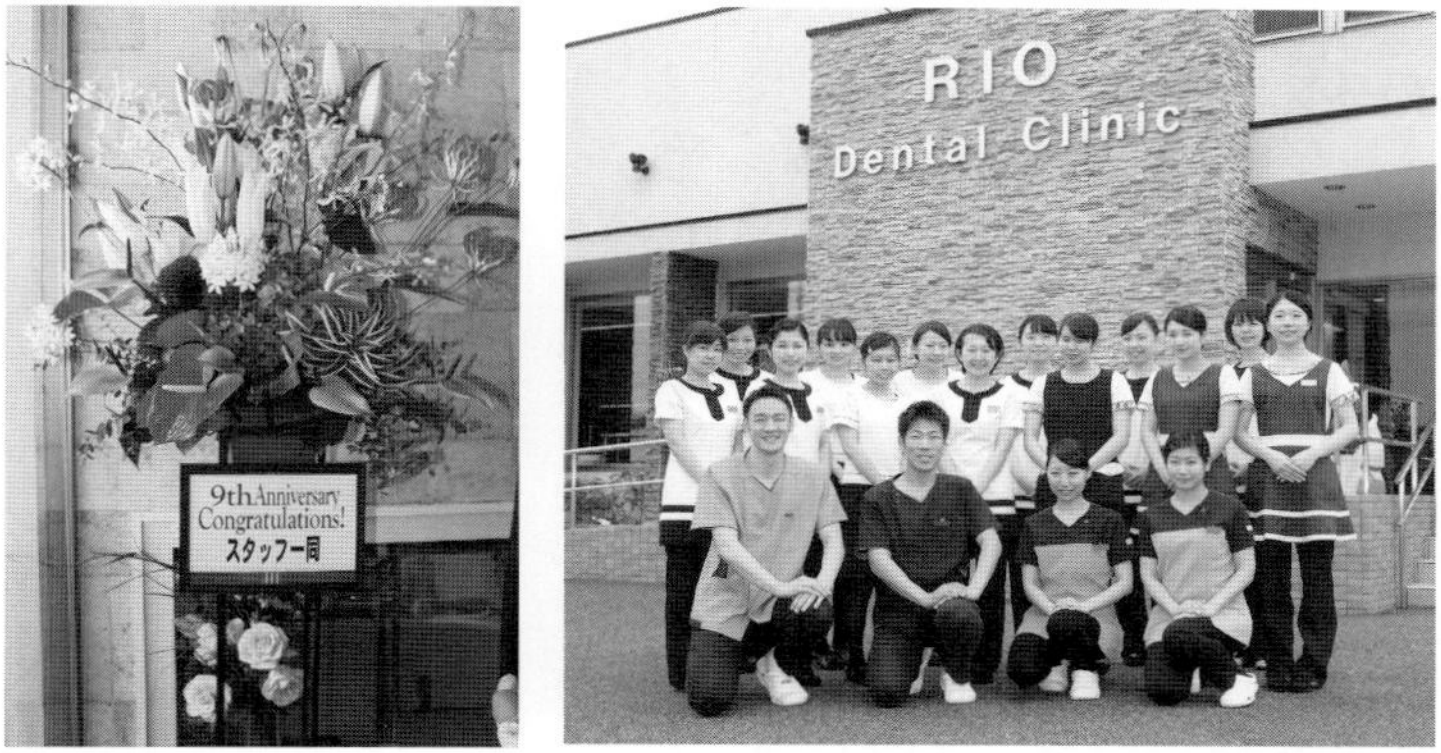

▲2017年、りお歯科クリニックは開業9周年を迎えた（折戸氏、下段左から2番目）

どのようなかたちで、スタッフに伝える場面を設けていますか。

折戸――幹部には幹部会議できちんと話をします。逆にその下のスタッフにはあまり話をしないです。ただ、たまに話をするとお互い楽しいんですよね。最近はそれでいいのかなと思っています。「院長は院長、たまに見てくれるね」くらいが響くのかなと。

根本――では、先生以外のスタッフが三〜五人くらいの小さい組織だったら、面談は必要だと思いますか。

折戸――必要だと思います。これも賛否両論あると思いますが、プライベートなところまで踏み込んでいってもいいと思うんですよ。歯科医院のスタッフは比較的若い女性が多いので、人生相談みたいな方向で話をするのはいいのかなと。ときには、「変な男と付き合うなよ」という話もしますし(笑)。

根本――人生間違えるなよという意味を込めて……。

折戸――そうした話をしていると、スタッフが結婚を考えているとき、「院長、彼氏を見てください」みたいなことを言ってくれてすごく嬉しいです。

根本――それは嬉しいですね。

折戸――あとは当院がやっているのは、ご両親に、変な男に引っ掛からないようにちゃんと目を光らせてくださいという話もします。新入社員研修のときは母親に来てもらっています。忘年会のときにはご両親にも参加のお声がけをしています。

また、入社面接のときにも母親に来てもらっています。親が「ここいいじゃない」と納得していただけることは、就職決定に際して大きな要素だと思います。

根本――そうなんですか。

折戸――はい。とくに歯科衛生士の面接では母親に一緒に来てもらっています。当院ではもちろん厳しいことも言いますけれど、一人の立派な社会人になるように、しっかり育てていきますからという話を母親にすると、「もうあそこにしなさいよ」という感じで背中を押してくれるんです。面接の日取りも、母親が来られる日時に設定するようにしています。

根本――「うちは母が一緒に来るのはちょっと無理です」と言うような方だと、面接できないのですか。

折戸——そうです。

根本——それはブレないんですね。しかし、歯科衛生士は数が非常に限られていますから、機会損失になりやすいとも思えるのですが、いかがでしょうか。

折戸——確かにそうともいえますが、「お母さんも心配されてるだろうし、医院も見ていただきたいし、きちんと話をしようと思うんだよね」と話すと、やはり親に相談するようです。

根本——母親を呼んでいるのは新卒だけですか。

折戸——新卒だけです。中途採用のときは呼んでないですね。

根本——細かい話ですけど、「うちは母がいなくて」みたいなことはなかったですか。

折戸——なかったです。ただ、母子家庭の学生はいましたね。でも忘年会では、おばあちゃんを連れてくるスタッフもいれば、妹を連れてくるスタッフもいて、家族みんなで楽しみにして来てねという感じです。

患者さん目線で医院をつくる

根本——この本を読まれている先生は、患者数をこれからどうやって増やしていくか悩んで

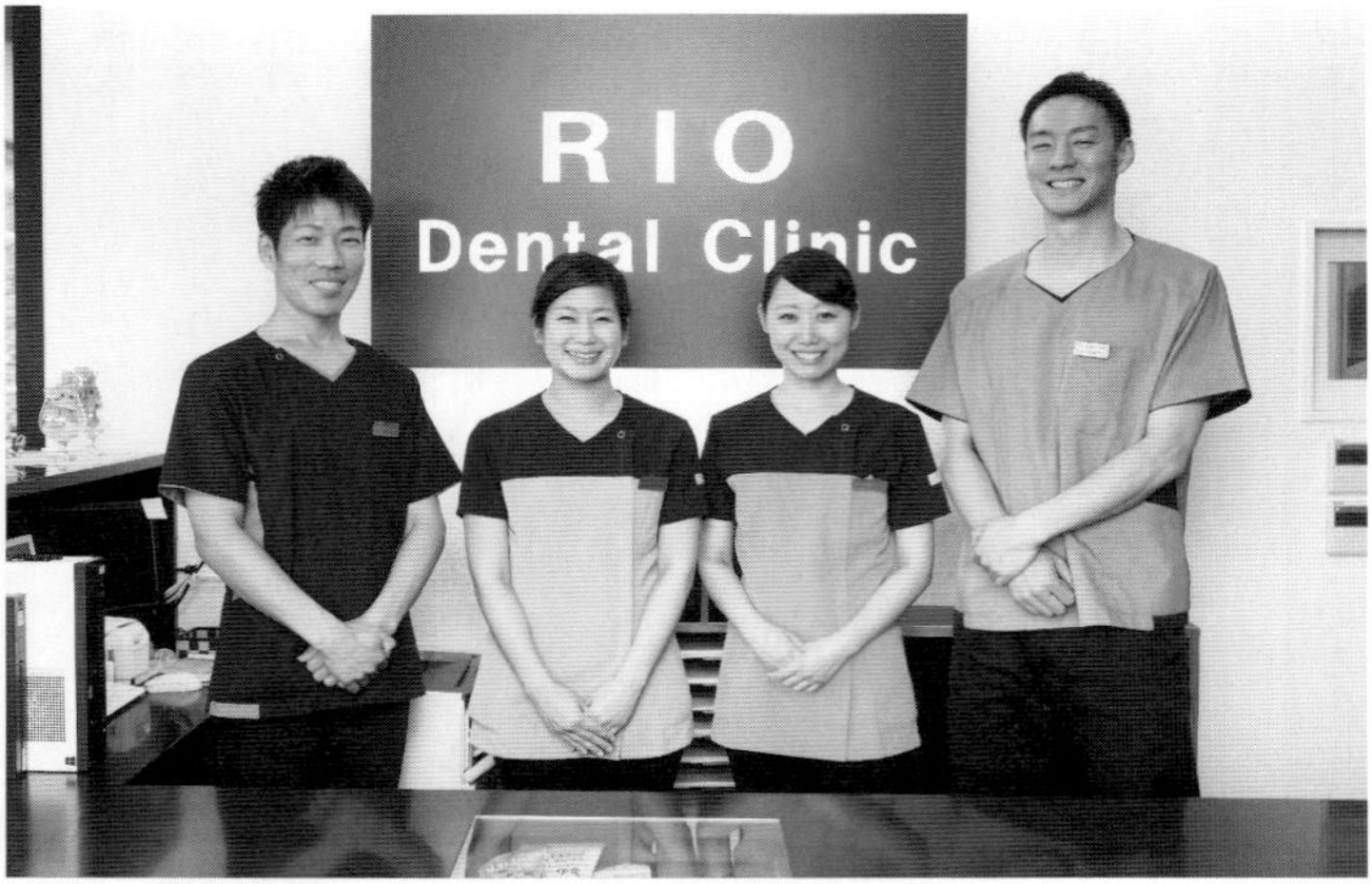

▲患者さんを第一に考え、スタッフとともに医院をつくりあげる

いる先生がほとんどだと思います。増患を実現するために、今日から、明日から何をやっていくべきでしょうか。

折戸――原点に立ち返って患者さんに寄り添うべきだと思います。たとえば、受付のカウンター、ローカウンターだったら椅子に座って膝の上に手荷物を載せられますが、ハイカウンターの場合は、荷物を手に持つか、床に置くしかありません。受付スタッフの利便性は、患者さんにとっては関係ありません。こうした些細な部分を医院側の視点で見てしまっているんですよね。

この前、面白いなと思ったのは、当院ではスタッフに患者体験というのをさせるんです。診療時間中に私服に着替えさせて、裏口から出て表から入ってきて、受付をして、待合室で待つ。そしてそのときの待ち時間どおりに診察室に呼ばれて、メインテナンスをして、会計に呼ばれるというのをやらせるんです。そうすると患者さんの目線から、ここ汚れている、このコップ見にくいなというのがわかるんです。術者側にいるとなかなかわからないので、スタッフ全員にやらせて、リポートを書いてもらいました。それをミーティングでまとめて、挙がった問題点の対策を考えさせました。

根本――患者さんに寄り添うということの具体的な取り組みの一つということですね。

折戸――そうです。あとは親でも自分の友だちでも、患者さんとして来ていただいて、気になったのは何かというのを積極的に聞くべきだと思います。私がスタッフに叱っているのが、本当に気になると言われたこともあります。こちらとしては、患者さんのためにこれでは駄目だろうとの気持ちをもってやっているんですけど、患者さんは、その場で叱るのはやめてよって思いますよね。そこが把握できているかというのも大事だと思います。

根本――スタッフのご家族で、通院されている方はおられますか。

折戸――いらっしゃいます。スタッフの家族も患者さんとして来ていただいてます。スタッフが「先生、診てください」と言ってくれるのも信頼されている指標です。医療を知っている人たちが言ってくれるというのは、すごくプラスだと思います。

第2章

ネットを制する者は増患を制す

ホームページで結果は出ていますか？

ホームページはますます重要に

増患において不可欠なのは、ホームページ（以下、ＨＰ）です。**私のクライアントでも、多いところは１ヵ月の新患数の半分がホームページ経由**です。

ボクシングの世界に「左を制する者は世界を制す」という言葉がありますが、これをもじって**「インターネットを制するものはビジネスを制す」**というビジネス界の言葉があります。もちろん歯科医療は一般的な「ビジネス」とは異なりますが、患者さんが来院しないとスタッフの雇用の継続や医療機器の導入などの経営面で立ち行かなくなることは事実です。

インターネットは早い者勝ちの世界

もうひとつ、**「インターネットは常に早い者勝ち」**という考え方があります。

ちょっと専門的な内容になりますが、HPを公開したら「Yahoo! カテゴリ」というリンク集に自院のHPを登録することがSEO対策上（後述）、有利になると考えられています（年々その価値が薄れているといわれていますが）。

この「Yahoo! カテゴリ」の登録ですが、いまは5万円の登録料がかかりますが、10年前は無料でした。これは一例ですが、10年以上前にHPに力を入れていたら、いまよりも安価で、しかも短期間で成果が出たのです。これが「インターネットは常に早い者勝ち」の根拠です。

しかし、まだ遅くありません。いまからHPに力を入れることで、近隣の競合歯科医院と差別化を図ることは十分に可能です。次に、HP対策として何をすればよいのかお伝えします。

先生の歯科医院のＨＰはどれくらい見られているか？

たとえば、先生が「何だか目が痒いな。眼科でも行くか」と思ってパソコンを前にしたとき、どのような言葉で検索しますか？　いきなり、「ねもと眼科クリニック」と医院名を入れて検索することはまず考えられません。

ほとんどの場合は、たとえば「神奈川区　眼科」、「横浜駅　眼科医院」などの住所や勤務先などの「地名」＋「診療科目」で調べるのではないでしょうか。このように、先生が「この言葉でうちのＨＰを上位表示したいな」と思っているキーワードで検索した結果、上位表示させる対策を**「ＳＥＯ対策」**といいます。

ＳＥＯ対策で大切なのは、**自院のＨＰが狙っているキーワードで、全体の何番目に検索されているのか**ということです。

たとえば、「横浜駅　歯科医院」というキーワードで検索した際、**多くの人は検索結果１ページ目に表示されている歯科医院のなかから通う医院を選ぶ**のではないかと思います。

検索結果は1ページあたり10サイトが表示されます。つまり、先生の医院のＨＰ

が検索で上位10番目までに表示されることが、増患のうえでは重要なのです。

自院のＨＰの検索キーワードを調べてみよう

今月号では、自院ＨＰの検索順位を調べられるサイトをいくつかご紹介します。これらを使って、現在の順位を調べてください。

■ **SEOチェキ　http://seocheki.net/**
■ **SEOツールズ　http://www.seotools.jp/**
■ **SEO高屋　http://seo-takaya.com/**
■ **Ferret＋　http://tool.ferret-plus.com/**

※これらのサイトは、弊社が提供しているサービスではありません。上記サイトのサービスが突然終了することも考えられますし、弊社では右に示したサイトのサービス内容へのご質問やご要望などは承れません。あらかじめ、ご了承ください。

これらのサイトに自院のＨＰアドレスと上位表示を狙っているキーワードを入力して調べてください。現在の順位が表示されます【**図1**】。

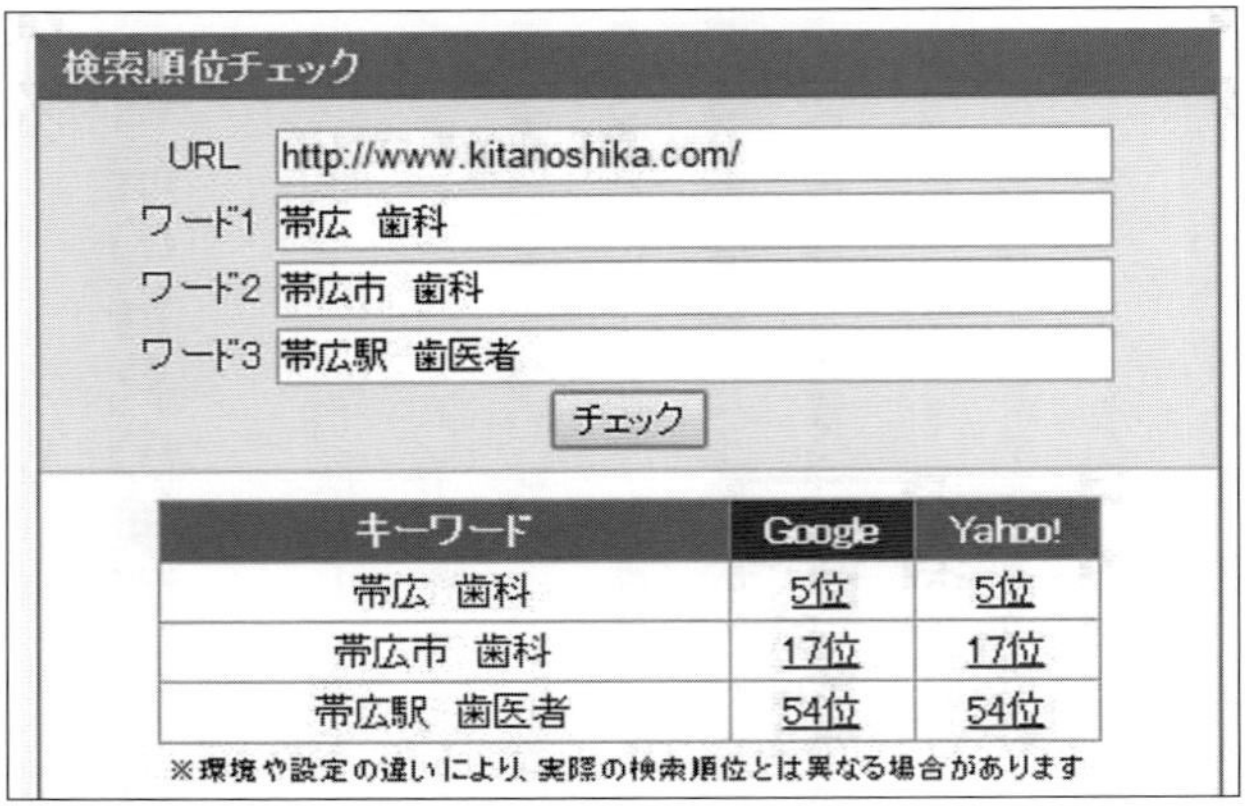

検索順位チェック
URL http://www.kitanoshika.com/
ワード1 帯広 歯科
ワード2 帯広市 歯科
ワード3 帯広駅 歯医者
チェック
キーワード Google Yahoo!
帯広 歯科 5位 5位
帯広市 歯科 17位 17位
帯広駅 歯医者 54位 54位
※環境や設定の違いにより、実際の検索順位とは異なる場合があります

［図1］「SEOチェキ（http://seocheki.net/）」による筆者のクライアント歯科医院のHP検索順位の結果（一部）。GoogleやYahoo!で検索した結果、第何位に表示されるかが表示される

なお狙っているキーワードですが、いくら東京都にあるからといって、「東京都　歯科」としたり、同様に「横浜市　歯科」、「福岡市　歯科」では範囲が広すぎますので、たとえば「港区　歯科」、「三田駅　歯科」、「神奈川区　歯科」、「城南区　歯科」など、**ある程度エリアを絞ることをお勧めします。**

キーワードを探すにあたっては、**ご家族やスタッフに「クリニックに行くとき、どういう言葉で検索してる?」と聞いてみるのも有効です**し、私のクライアントでは、初診のカウンセリング（問診が進化したようなもの）時に問診票の質問項目「何をご覧になって当院をお知りになりましたか?」で「ホームページを見て」にチェックがついている患者さんに対して、同様の質問をしています。

ＨＰ対策は、増患に欠かせません！

明日からの「やること表」

①「神奈川区　歯科」、「三田駅　歯科」など、自院ＨＰが上位表示を狙うキーワードを選定する

②自院ＨＰが上位表示を狙うキーワードで検索順位が何位なのか、検索順位を調べられるサイトでチェックする

ブログを始めよう！

ブログを内部ブログで始める

ＨＰの閲覧数を増やすために、お勧めしたいコンテンツが「ブログ」です。まだブログを始めていない医院は、ＨＰ製作を依頼した業者に「ブログをワードプレスで始めたい」と伝えてください。

本書で過度に専門的な話をしても仕方がありませんので詳細は省きますが、アメーバブログやライブドアブログなどのサービスを「外部ブログ」、ワードプレスで投稿するブログを「内部ブログ」といいます。外部ブログを更新しても、ＨＰに変化はありませんが、**内部ブログを更新すると、ＨＰが更新されたことになります。**

これが検索順位を上げるうえでは大切なポイントで、現在のグーグルは「こまめに更新されているＨＰ」を評価する傾向にあります。つまり、内部ブログの更新は、同時にHPを更新することになりますので、前回お伝えした「SEO」の観点から有利に働きます。

業者によっては、内部ブログの構築に10万円前後の費用を請求してくると思いますので、その金額の価値に見合わないと思われれば、アメーバブログなどの外部ブログから始めてください。

スタッフへ説明する際のポイント

次に実施するのが「スタッフへの説明」です。ブログに限りませんが、スタッフは新しい取り組みに対して前向きであることはほとんどありません。したがって、**「何のために、この取り組みを始めるのか」、「この取り組みによって、どのようなよいことがあるのか」をしっかり伝えることが大切です。**

【図1】に説明の例を示します。

図1のような内容を押さえて、スタッフに説明してはいかがでしょうか。その後、スタッフからは次のような質問が挙がることが予想されます。

「今後は、さらにインターネットに力を入れる歯科医院が増えていくなかで、当院もその一環としてブログを始めていきたいと考えています。

ブログを更新することで、たとえば、『横浜市　歯科』で検索した際に当院HPの順位が上がりやすくなる傾向にありますし、当院を気に入ってくださるファン患者さんほど、よくブログを読んでくれるようになり、その結果スタッフと患者さんの会話が弾むことにも繋がります。

あと、デジタル化が進むなかで、みんなにもっとパソコンに触れる機会を作ってほしいのと、伝える力や文章力を強化してほしいという意味合いもあります」

［図1］スタッフへの説明例

「どのパソコンで投稿するのか？」

「スマホで投稿してはいけないのか？」

「診療時間中に投稿してもよいのか？」

「診療時間外に投稿するのか？」

「どのように投稿するのか？」

「どんな内容を書けばよいのか？」

「誰から書くのか？」

「いつから書くのか？」

「どれくらいの頻度で更新するのか？」


これらの質問に対する先生の考えをまとめておくとよいです。

ブログの定着までに生じる問題

このような説明を行いさえすれば、問題な

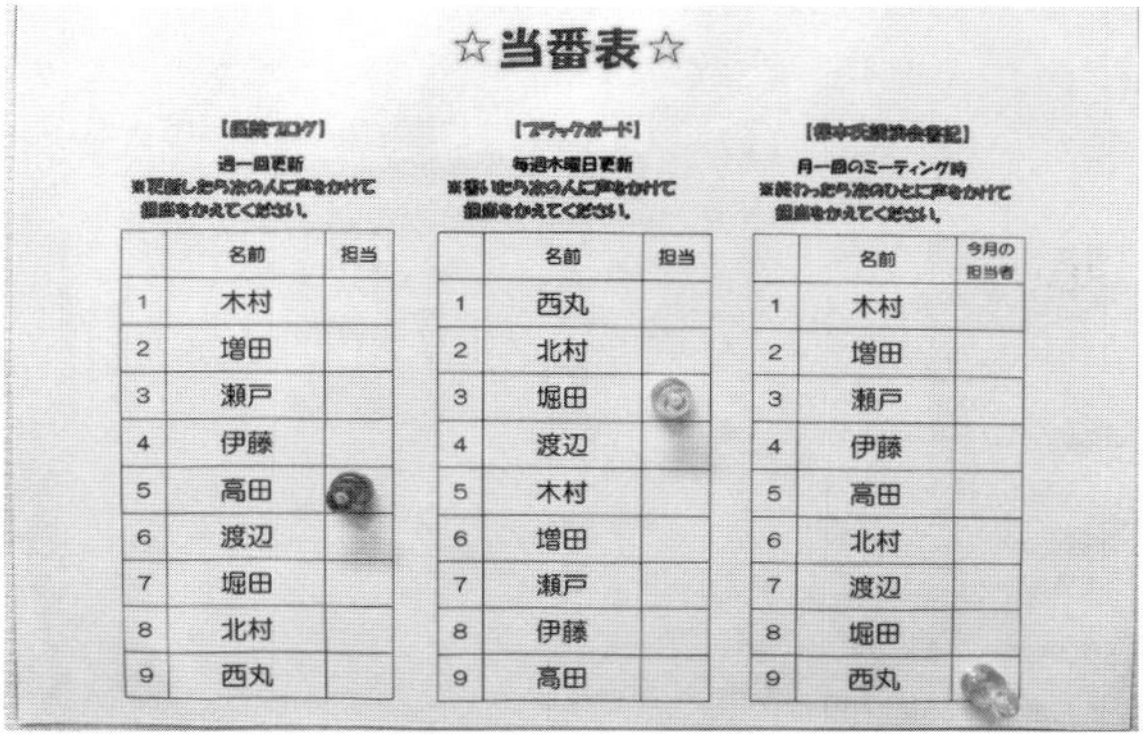

［図2］医院ブログ投稿の当番表の一例。その他にもブラックボードの更新やミーティングでの書記など、当番がひと目でわかるようになっている

くブログが投稿されていくかというと、そんなことはありません。新しい取り組みは、どのようなことでも定着に時間がかかりますし、定着するまではリーダー（院長）がきめ細やかにフォローする必要があります。

なかでもよく起こることとして、**「気がついたら、いつの間にかブログの投稿が途切れていた」**という問題があります。これは「次に誰が投稿するのか」が不明確であるために起こる問題です。

この問題を防ぐために、筆者のクライアントでは、**【図2】**に示す表を作ってスタッフルームに掲示し、「次に誰が投稿するのか？」をひと目でわかるようにしています。

ブログは、スタッフが他のスタッフの投稿

を読み、「○○さんはこの前のお休みにこのお店に行ったんだな。感想を聞いてみよう」といった感じで、**スタッフ同士のコミュニケーションが深まるツールにもなります**。ぜひ実施してみてください。

明日からの「やること表」

①できれば、医院のブログを内部ブログで始める
②スタッフに「なぜブログを始めるのか」を説明する
③投稿の当番表を作る

医院のフェイスブックページを作ろう！

フェイスブックとは？

「フェイスブック」とはＳＮＳ（ソーシャル・ネットワーキング・サービス）の一つで、ネット上で繋がった者同士が連絡を取り合ったり、サービスを告知するなど、多方面で活用されています。

現在、フェイスブックのユーザーは全世界に約９億人いるそうです。これをひとつの「国の人口」と捉え、「中国・インド・フェイスブック」と表現されるほど、利用者が多く、その影響力が強いことがよくわかります。

フェイスブックでは、個人のアカウントの他に「フェイスブックページ」という独自のページを所有できます。医院のフェイスブックページを作り、それを積極的に告知し、ファン（「いいね！」をつけてくれた人を指します）を増やしていくことで、医院の情報がより多くの人に伝わるというメリットがあります。

本項では、**フェイスブックページの作り方と運用の仕方**について記します（すでにフェイスブックのアカウントをもっていることが前提です）。

フェイスブックページを作る

フェイスブックページ自体は、インターネットで「フェイスブックページ　作り方」などのキーワードで検索すれば、多くのサイトがヒットしますので、作り方の流れがわかりやすく書かれていると感じるサイトを参考に、その手順に沿って作ってください。

なお、フェイスブックページの作成をスタッフに任せる場合でも、院長先生は**医院のフェイスブックページにログインするためのＩＤやパスワードを把握してください。**もしそのスタッフが退職した場合、フェイスブックページにログインできなくなったのでは、これまで積み上げた努力が無駄になってしまいます。

ユーザーネームを取得する

作ったばかりのフェイスブックページは、「http://www.facebook.com/pages/%E7%A4%AA%E6%BC%8F%」のような数字や記号が長々と羅列したアドレスになっています。これでは患者さんに告知できませんので、フェイスブックページの名前（ユーザーネーム）を変えます。

ここでも一つ注意点があります。今後どうなるかはわかりませんが、**現時点では、一度ユーザーネームを設定したら変えられません**ので、よく考えたうえで設定する必要があります。

たとえば、「ねもと歯科医院」のフェイスブックページだとしたら、

http://www.facebook.com/nemoto.shika

http://www.facebook.com/nemoto.dc

などが候補です。あまり長くしないことと、歯科医院ですから、**「shika」や「dc」といった機関を示す表現**にしたほうが、フェイスブックのユーザーにわかりやすいのでお勧めです。

当院のフェイスブックページが出来ました!
ぜひ「いいね!」をお願い致します。

1. 下記アドレスにアクセスします
https://www.facebook.com/ikeitougou/
※または左上の検索欄に「医経統合実践会」とご入力下さい。

2. 赤い丸の「いいね!」をクリック

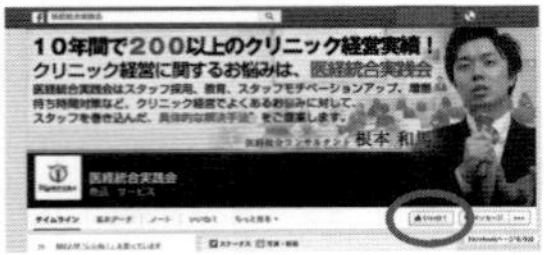

こちらで「いいね!」完了です。

当院のイベント、患者様からよくあるご質問など、
「いいね!」をして下さった方にとって価値のある情報
を更新していきますので、楽しみにしていて下さい!

［図 1］ フェイスブックページ告知用紙の例（画像は筆者が主宰する医経統合実践会を使用）。患者さんにもユーザーが大勢いるはず

積極的に告知する

せっかくフェイスブックページを作っても、患者さんが存在を知らなければ効果は半減です。そこで、**【図1】**のような**「フェイスブックページ告知用紙」を作って待合室の掲示板でお知らせ**しましょう。

この用紙を印刷して、「初診パック」（P37参照）に入れたり、ラミネート加工したものをユニット近くに掲示するなど、フェイスブックページの存在を大勢の患者さんにアピールしてください。

定期的に内容を投稿する

いくらファンが増えても、ファンが「有益な情報が配信されている」と感じなけれ

ば、その数は次第に減っていきます。しかし、スタッフに「よい内容を投稿してください！」と求めたところで、戸惑ってしまう可能性が高いです。

そこで、すでにブログを始められているようでしたら、ブログ更新の際にフェイスブックページのほうでも「ブログ更新しました！」と投稿し、**ブログをリンクするとよい**と思います。

最初から質の高い内容を投稿しようとすると、投稿頻度が減ってしまうため、「ブログ更新しました」のような簡単な内容で、**小まめに投稿する**ことをお勧めします。

明日からの「やること表」

①フェイスブックページを作る
②ユーザーネーム（「わかりやすい」、「ある程度短い」がポイント）を取得する
③告知用紙を作るなどして、積極的に告知する
④小まめに投稿する

LINE@を始めよう！

現在のSEO対策はかなり困難

患者さんがもともと医院名を知っていれば別ですが、インターネットで歯科医院を探す際、多くは「○○市　歯科」、「○○駅　歯医者」などのキーワードで検索します。この検索キーワードで上位表示を目指す取り組みをSEO（Search Engine Optimisation）対策といいます。

筆者は歯科医院経営コンサルタントとして10年以上活動していますが、10年前はホームページに力を入れているどころか、ホームページすら所有していない歯科医院も多く、対象となるキーワードで上位表示することは、決して難しくありませんでした。

しかし、現在はホームページを所有しているのは一般的で、コンテンツ（内容、中身）が非常に充実しているホームページや、自院のホームページだけでなく、**「イン**

プラント専門ホームページ」や「採用専門ホームページ」などの専門ホームページを所有する歯科医院も増えてきました。そのなかで、対象とするキーワードで上位表示する、つまり、SEO対策がかなり難しくなってきました。

そしていま、増患をはじめ、情報発信媒体として実施され始めているのが、フェイスブックページや、本項で取り上げる「LINE@」です（フェイスブックページについては、「フェイスブックページを作ろう！」をご覧ください）。

なお、「LINE」とはフェイスブックなどのSNS（ソーシャル・ネットワーク・サービス）で、Eメールよりももっと簡単に双方がコミュニケーションを取れる「チャット」のようなものだと思っていただければ、差し支えありません。

ちなみに、2017年7月の時点で日本におけるユーザー数が7,000万人と、日本人の2人に1人以上がLINEのユーザー（アカウントをもっている）といわれている、非常に影響力が大きいコミュニケーションサービスです。

まずは登録者数を増やそう！

LINE@を始めるうえで大切なのは、**「なぜLINE@を始めるのか？」「どのような内容を、誰が、どのくらいの頻度で、どの時間帯に配信するのか？」**をスタッフ間で共有することです。

LINE@に限ったことではありませんが、新しい取り組みを実施するうえで**詳細を曖昧にしてしまうと、しばらくの間は実践されるかもしれませんが、定着は難しい**ので、気をつけてほしいと思います。

詳細を決めた後は、とにかく**登録者数を増やす**ことです。医院のLINE@アカウントをもっていても、登録者数を増やさなければ、情報が届く人が少ないままなので、アカウントの価値がなくなります。

登録者数を増やすために必要なことは、医院のLINE@の存在を多くの患者さんに知ってもらうことです。具体的には、**【図1】**のようなカードを作り、医院の玄関、受付カウンター、患者さん用トイレなどに「ご自由にお取りください」というメッセージを添えて設置します。

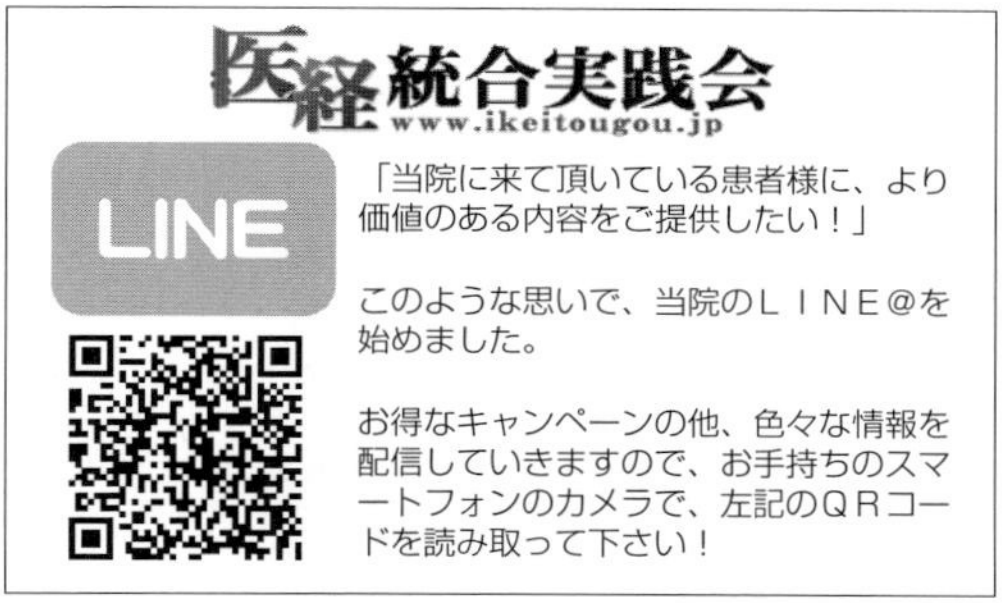

［図 1］医院の LINE@ の存在を周知するためにカードを作製し、さまざまな場所に設置する

また、［図2］のような用紙をラミネート加工して、チェアーサイドに掲示したり、ポスターサイズにして、医院前の玄関に掲示している医院もあります。

その他、院長ブログやスタッフブログ、自院のフェイスブックページでＬＩＮＥ＠の存在を発信したり、初診の患者さんに渡す「初診パック」に案内用紙を入れている医院もあります。

このような手段で、たくさんの登録者数を増やしてください。まずは登録者数１００人を目標に、日々の朝礼や終礼、定期的なミーティングで、「現在の登録者数は○○人です！」とスタッフ間で共有するとよいでしょう。

最後に、登録者に向けて情報発信する頻度ですが、あまり高頻度に発信してしまうと、しつこい印象を

LINE@
始めました！

LINE

「当院に来て頂いている患者様に、より価値のある内容をご提供したい！」

このような思いで、当院のＬＩＮＥ@を始めました。

お得なキャンペーンの他、色々な情報を配信していきますので、お手持ちのスマートフォンのカメラで、上記のＱＲコードを読み取って下さい！

[図 2]LINE@ を始めたことをお知らせする掲示物を作成してアピールする
（図１、２の QR コードは医経統合実践会のフェイスブックページに繋がります。実際は医院の LINE @の QR コードを掲載してください）

与えてしまいますので、**2週間に1回程度**を上限にされるとよいと思います。

将来的に登録者数が千人、二千人になっていくと、非常に強力な医院の情報発信媒体になりますので、ぜひ取り組んでみてください！

明日からの「やること表」

①LINE@の目的、配信担当者、配信内容などを決める
②カード、ポスターなどの案内ツールを作って、積極的に登録者数を増やす
③2週間に1回程度を目安として、患者さんに有効な情報を配信する

スマートフォンサイトを作ろう！

スマートフォンサイト必須の時代

電車の中やカフェの店内など、さまざまな場面でスマートフォンを使用している人が多いことに気づきます。現代人にとって、スマートフォンは生活の必須アイテムといえます。

現在、調査中ですが、問診票で「当院を知ったきっかけは？」の質問に対し、「ホームページ」にチェックがついている場合の大半は、パソコンではなくスマートフォンで検索した割合が高いようです。

実際に、先日うかがった歯科医院の受付スタッフに尋ねると、「いまはホームページ経由の患者様の約8割がスマホです」と話していました。

先生もスマートフォンで何かのホームページを見た経験はあると思いますが、パソコン対応のホームページをスマートフォンで見ると、とても細かい表示になってしまい、見たいコンテンツを表示するためには拡大しなければなりません。

増患は、何かの取り組みを実施したら、すぐに成果が出るわけではありません。貯金やダイエットと同じで、小さな取り組みをコツコツと実施した結果、実現するものです。

つまり、スマートフォンで歯科医院を探す患者さん（候補）にとっては、スマートフォンで検索した際、パソコンのサイトが表示され、いちいち拡大表示する作業が必要な歯科医院と、スマートフォンに対応した見やすいサイトが表示される歯科医院とでは、後者のほうが満足度が高いということです。

レスポンシブデザインにすべきか否か

レスポンシブデザインは、ざっくり説明すると「パソコンとスマホ、両方に対応しているデザイン」です。グーグルがこの形式のサイトを推奨していることから、一時とても話題になった形式です。しかし、このデザインを推奨しているといっても、検索順位が上位になるわけではない点が悩ましいところです。

レスポンシブデザインにするかどうかは、現在の医院のホームページの状況によって異なります。たとえば

A歯科医院……パソコンサイトを作ってから数年経っている。そろそろリニューアルを考えていて、かつ、スマートフォンサイトはない。

B歯科医院……パソコンサイトは充実しているものの、スマートフォンサイトはない。

このような場合、A歯科医院はレスポンシブデザインサイトにしてもよいかもしれません。しかし、B歯科医院はすでにパソコンサイトは充実しているので、スマートフォンサイトのみを作るかたちでもよいと思います。

※インターネットの世界は目まぐるしく変化するため、今後はどうかわかりませんが、少なくとも原稿を書いている2017年6月時点では、このように考えています。

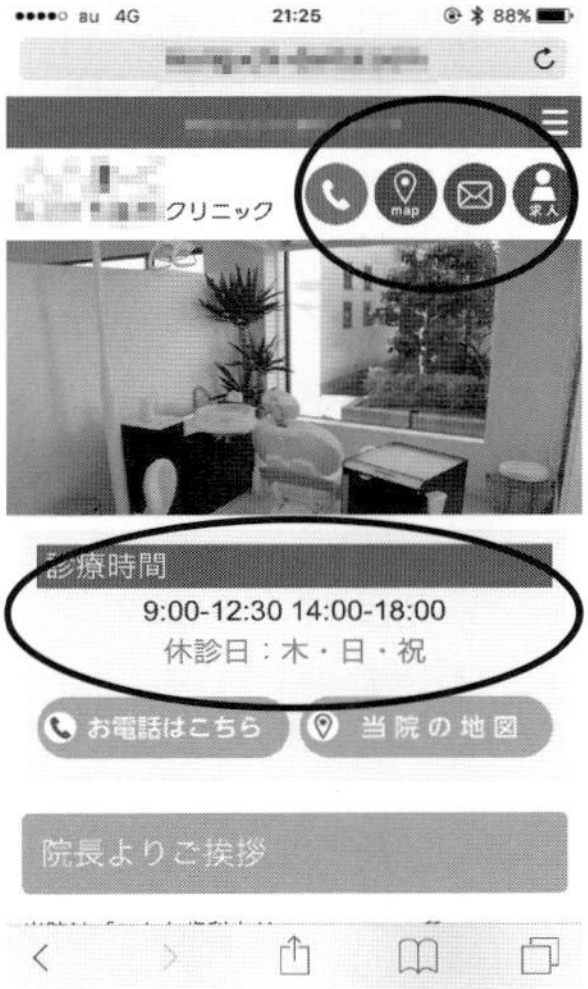

［図 1］スマートフォンサイトの例。電話番号、医院住所、診療時間などの情報を画面上のわかりやすい場所に配置する

どのようなスマートフォンサイトがよいのか？

スマートフォンサイトを作るにあたって、どのようなレイアウトにするかはとても大切です。

これは、**もし先生がスマホで歯科医院を検索するとしたら、どんな情報を早く知りたいか？**を考えてみてください。

この問い掛けについて浮かんでくる回答は「**電話番号**」「**医院住所**」「**診療時間**」「**休診日**」「**アクセス**」ではないでしょうか。つまりこれらの情報を、できるだけ画面の上のほうにわかりやすく表示するデザインが望ましいのです。

具体的には【図1】ような形をお勧めします。丸で囲っている情報こそ「どこの歯科医院に行こうかな」とスマホで検索している患者さん（候補）にとって、まず知りたい情報です。図1のデザインのように、わかりやすい場所に表示することが大切です。

ちなみに歯科医院によっては「新患のみネットでの予約が可能」としているところもありますので、そのような場合には「初診患者様はこちら」のようなバナーを設置し、そこをタップすると予約が取れる形にするのもお勧めです。

必ず集計しよう！

前述したように、とくにスマートフォンサイトを制作した後は、新患がパソコンとスマートフォン、どちらのサイトを見て来院したのか集計することが大切です。

問診票の「どのようにして当院を知りましたか？」の回答欄に「ＨＰ　パソコン／スマートフォン」というように、患者さんがチェックしやすいようにしてください。

１～２ヵ月集計したら、「ここまでスマートフォンで検索する患者さんが多いんだな」と、スマートフォンサイト制作に対する費用対効果の高さを実感できると思います。

明日からの「やること表」

①「レスポンシブデザインに変更する」、「スマホサイトだけリニューアルする」など、自院に合ったプランを決める。

②（スマホサイトのみリニューアルする場合）「電話番号」、「医院住所」、「診療時間」などの情報を画面上のわかりやすい場所に表示する

③問診票に「パソコンとスマホ、どちらで検索しましたか？」などの質問を載せる

成功歯科医院　院長に聞く2

ホワイト企業大賞を獲得！
ヨリタ流、働きやすい環境作りとは

寄田幸司×根本和馬

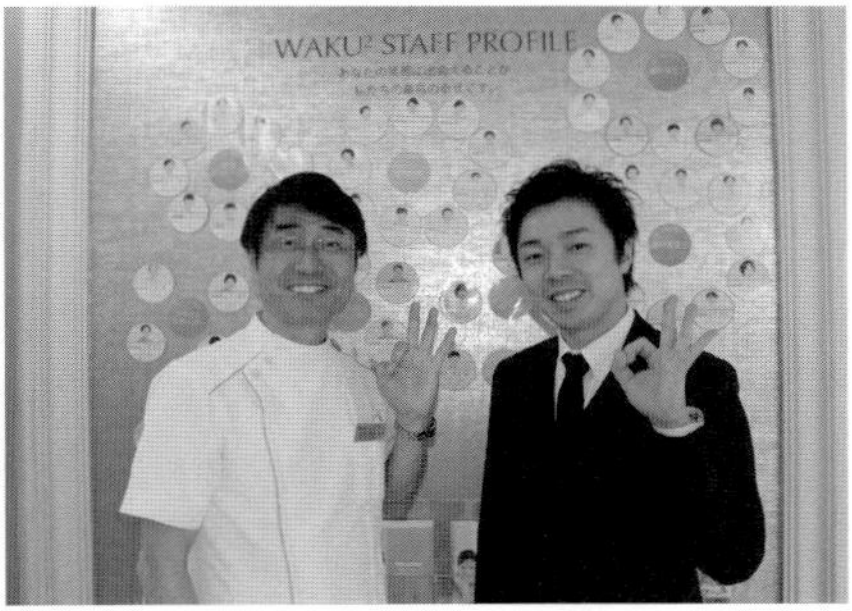

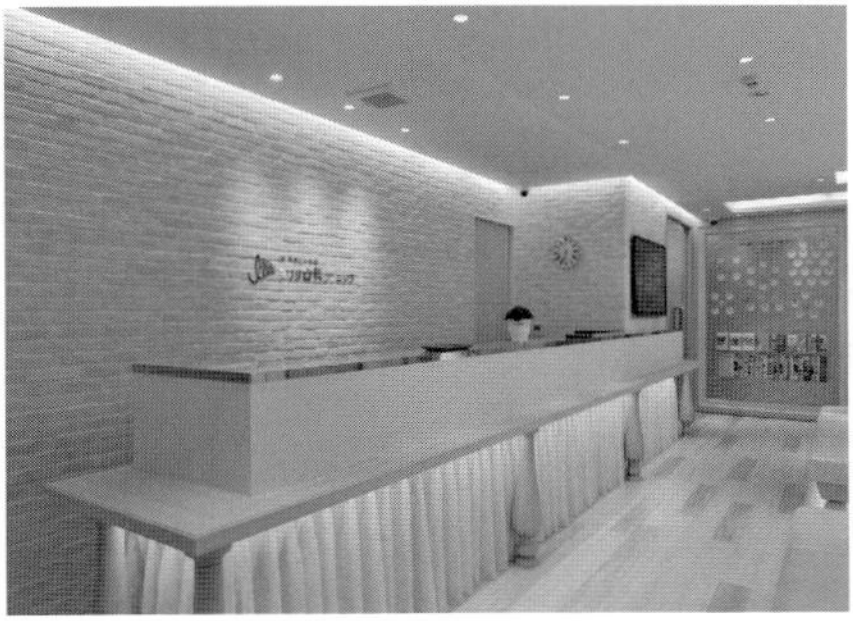

ヨリタ歯科クリニック

[所在地] 大阪府東大阪市稲葉 3 丁目 11-10 ピアザ花園 3F

[ユニット数] 18 台

[スタッフ数] 歯科医師 8 名、歯科衛生士 20 名、歯科助手 6 名、受付 5 名　事務 4 名

[患者数] 1 日約 160 名

[診療時間] 平日 9:30 ～ 12:45　15:00 ～ 18:45
土曜 9:30 ～ 12:45　14:30 ～ 17:00

[休診日] 日曜祝日

勤めてくれた人は、ずっといてほしい

根本——寄田先生はこれまでに患者数で悩まれたことはありましたか。

寄田——あまりないです(笑)。まず、開業当時の25年前はまだ時代がよかったこともあると思います。それに当時、たまたま義父が階下で内科で開業していて、患者さんが風邪で来ると口を開けて喉を見ますよね。そのときに義父がむし歯を見つけ、当院を紹介してくれるということが多々ありました。ただ、スタッフに関しては苦労しました。

根本——ときどき、これほどの組織をつくられた寄田先生にはお悩みなんてないんでしょうね、みたいな噂話があるのですが、実際のところはどうなんでしょうか(笑)。

寄田——人やスタッフマネジメントなどの問題はもちろんあります。自分で診られる患者さんは限られています。自分が診なくても患者さんに満足してもらえるという、そういうところの悩みはみなさんあると思います。

医科もそうですが、歯科もスタッフがほぼ女性です。多くの医院では女性スタッフの割合が多いと思いますが、やはり結婚や出産などもあるので、歯科医院のスタッフで5年、10年、

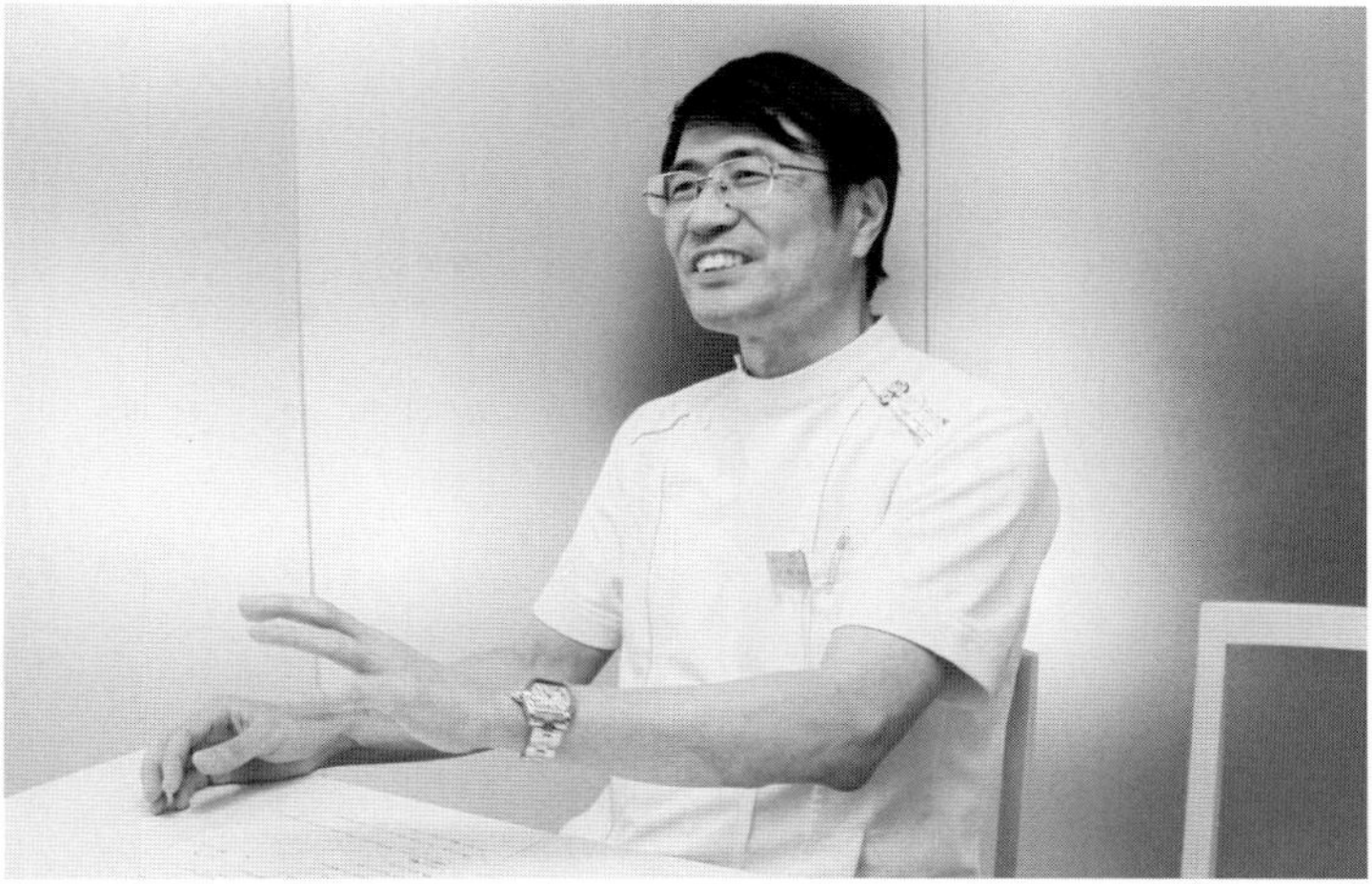

▲ヨリタ歯科クリニック院長　寄田幸司氏。1987 年、岡山大学歯学部卒業、1987 年より、医療法人小室会小室歯科天王寺ステーション診療所にて、1991 年まで勤務。同年、東大阪市花園にてヨリタ歯科クリニックを開業。2012 年 12 月、医療法人ゆめはんな会ヨリタ歯科クリニックとして、移転リニューアル

15年と常勤してもらうのは難しいです。一般企業だったら5年、10年、15年とみなさん働いていると思いますが、毎年スタッフを採用し新人教育をして、勉強会に行ってもらい、やっと戦力になったなと思ったら、結婚などで退職してしまうことがあります。毎年その繰り返しですね。いい人に来てもらいたい、来た人にはずっと続けてもらいたいという想いは常にあります。

根本——平均何年ぐらいの在職年数なのでしょうか。

寄田——私の目安としては5年勤めてほしいと感じています。5年勤務してくれたら銀色の勤続バッジを贈呈しています。そこから結婚や出産があるの

で、10年常勤は難しいけれども、アルバイトやパートになっても、10年目指して頑張ってほしいなと思いますね。そのときは金色のバッジを贈呈します。バッジを胸に誇らしげに付けたスタッフが一人でも増えてくれると嬉しいです。

根本——長く働かれているスタッフの方は多いですか。

寄田——結構多いですが、こんな例もありました。現在は常勤になったスタッフですが、もともとは滅菌消毒をしていました。彼女は医院の昼休みに出勤して、他のスタッフが休んでいるときに消毒室で作業をやっていたんです。スタッフがいないときに来て、午後の診療が始まったら帰るという感じ。日の目を見ない職種です。でも、彼女が素晴らしいところは、いつも楽しそうに仕事をしているんです。

笑顔がすごく素敵で、前向きで、いつもポジティブな言葉を使っている人なので、受付など前面に出てもらったほうが適していると思いました。「仕事の内容はまったく変わりますが、パートでもいいので受付をやってみませんか」とお願いしたら快く引き受けてくれました。最初はパートの受付に始まり、お子さんが成長して手を離れたとのことで、いまは常勤で来てもらっています。

根本——ずっと働いてくださる人材ですね。

寄田——長く働いてくれるスタッフは、他のスタッフからの信頼も厚いです。年齢的にも他のスタッフより少し上なので、若いスタッフからはお母さんみたいな感じですね。悩みの相談にも乗っているようで、仕事以上の存在感があります。そうしたスタッフが当院には何人かいるので、それは強みです。

開業4ヵ月で歯科衛生士が全員辞めました。

根本――いま、患者数で悩んでいる院長先生から相談を受けたとしたら、何とアドバイスされますか。

寄田――経営セミナーでは、院内新聞を作りましょう、ホームページを充実しましょうなど、いろいろな手法が提案されています。でも最も重要なことは、この医院で働いてよかったという医院を作ったら、患者さんは絶対増えます。スタッフが満足していれば、自然な笑顔も出ますし、その想いを患者さんに返そうとします。私が診る患者さんは限られていますから、受付対応だったり、初診のカウンセリングのスタッフの対応だったり、電話のクレーム対応だったり、そうしたちょっとした一つひとつの積み重ねが、医院全体によい影響を与えると思います。

根本――しかし、そこにはスタッフと信頼関係ができていないと。それが構築できない先生も多いですよね。

寄田――そこは一番難しいですね。私も開業当時はスタッフとの信頼関係がうまく構築できませんでした。いつもイライラしていて、仕事も忙しくて、スタッフとの関係もよくなかった。6月に開業したのですが、10月には3人いた歯科衛生士が、その日に全員辞め、次の日から自分一人で診療を行うということが起きてしまいました。

根本――先生に対して何か思うところがあったのでしょうか。

寄田――結局は私への不満だと思います。私自身は全然感じていなかったのですが……。最初は、3人が2人と1人に分かれ、仲が悪くなったんです。

根本――よくあります。

寄田――仕事でも会話がなくなって、雰囲気は最悪でした。私は、お金を払っているんだから、仕事中は仲良くしてよと考えていました。

根本――普通、そうした対応となりますよね。

寄田――でも最終的には、私の「仕事でしょ」みたいな態度が気に入らなかったようで、私のほうに不満が向いてきました。院長は何もしてくれないとか、院長はお金のためだけに人を診ているとか、そんな風に思われてたようです。

根本――いまの寄田先生でしたら、そうなる前に何か対応されると思いますが、もし、いまそうした状況になったとしたら、どんなことをされますか。

寄田――まずは謝ります。そうした意見があることに申し訳ないという気持ちで謝って、そのあとどうするか、話をすると思います。

ただ、今日限りで辞めたいと思っている人は、ずっと溜まっているものがあって、それを覆すというのは……。話し合いができればいいのですが、最初から辞めると決めていたらさすがに難しいです。

根本――確かに、それはそうですね。

寄田――でも辞めると決めていたスタッフに対して、周りのスタッフがここはすごく働きやすくて職場環境もいいから絶対辞めないほうがいいと、引き留めてくれました。それで1週間ぐらいたって、「やっぱり残りたい」と言ってくれました。それは嬉しかったです。

根本――本当にそれは嬉しいですね。

根本――歯科衛生士が全員辞められたころの寄田先生といまの寄田先生、こんなふうに変わったなという、ご自身の自覚はありますか。

寄田――歯科衛生士がいっぺんに辞めてしまった後も、次々にスタッフが辞めていきました。ここで自分自身が変わらないといけないと、やっと気がつきました。

根本——そこでガラッと変わられたのでしょうか。

寄田——それはまだ無理でしたね。開業1年目だったので。当時は相手を非難したり、「国家資格を持っている歯科衛生士が何で突然辞めるんだ」という気持ちがありました。

根本——あなた方はプロだろうと。

寄田——「就業規則に違反しているよね？」みたいな感じだったと思うんです。辞める相手を非難しました。勤務し始めて1週間、10日で辞められることも何回かあって、あまりにもおかしいと思い始めました。さすがに自分が悪いんじゃないかと。

どうするか悩んだ末、感動、感謝、ワクワク、楽しいという医院というキーワードが出てきました。それから、「ありがとう」を常に言おう、常に笑顔でいよう、医院を変えるためにはまず自分が変わらなくてはと思い、自分自身の改革を始めました。変わろうと思ってから、サンキューレターも始めました。まず、できるところから始めました。

患者さんに想いを伝える

根本——自分自身を改革すると決意し、実際に変われるのがすごいですよね。変わらない先生はたくさんいると思います。

寄田――そうですね。でも意識だけじゃなくて、いろいろな本を読んだり、経営セミナーに行ったり、一般企業の勉強会に行ったり、そうやって少しずつ変わっていきました。とくに、本はずっと読んでいましたね。

根本――開業当時は経営の知識はありましたか。

寄田――経営に関してはまったく知らなかったです。歯科の技術があればやっていけると思っていました。本当に前時代的な考え方だったと思いますね。

根本――先生が、とくに影響を受けた1冊というものはありますか。

寄田――スティーブン・R・コヴィーの『7つの習慣』です。他にも小阪裕司さんや福島正伸さんのマーケティングやマネジメントの本なども結構読みました。

根本――勉強になりますね。そして、うちの医院でも実践してみようと。

寄田――そうですね。小冊子の作り方を詳しく紹介した本を読んで、自分の思いを込めた小冊子を患者さんに渡していました。

根本――そこから、だんだんヨリタ歯科クリニックのファンが増えてきたのですね。

寄田――当時、患者さんと面と向かって話す時間はほとんどありませんでした。初診患者にしたって5分、10分ぐらいしか話せないので、そのときに私の想いを伝えたいと思っても無理です。そこで初診パック（P37参照）を作って、私たちの想いを読んでいただくことにしました。これに共感して来ていただいた患者さんも多かったと思います。

根本——想いを伝える初診パックは患者さんの心に響きますよね。

寄田——あと、予防歯科をいち早く取り入れたのもよかったです。定期検診で3ヵ月、または半年に1回来ていただくと、患者さんとの接触回数が増えるので、より親しみやすくなります。

根本——いまでは、定期的に来ていただくというのはスタンダードですけど、先駆けてやられていたんですね。

ホワイト企業大賞

根本——すでに実現されているとは思いますが、今後の寄田先生の長期的な展望、または目標はありますか。

寄田——以前は「ワクワク楽しい」をテーマにやってきて、ある程度は実現できました。そのため、現在の場所に移転してからは、「人に優しい」というテーマでやっています。

根本——ヨリタ歯科クリニックはホワイト企業大賞も受賞されましたよね。

寄田——まさか大賞をいただけるなんて、本当にびっくりしました。

根本——いろいろな審査があるみたいですね。

寄田——結構厳しいですよ。最初は書類審査、それに通ると無記名のアンケート用紙が送られて来ます。アルバイトを含め、社員全員に書いてもらいます。それを事務局にそのまま送ります。もちろん、私は見ることができません。仕事は充実していますか、ここでやりがいを感じていますかといった、結構本質的な質問が多かったようです。

根本——そもそも何で応募してみようと思ったのですか。

寄田——そうですね、「私たちは、白衣を着ているからホワイト企業」そんなノリで引っかかったら面白いなと思って(笑)。

根本——確かに面白いですね。それで大賞を取られるところがすごい。

寄田——正直いって私もびっくりしました。実際、審査員が当院に来て、医院を見たり、スタッフに話を聞いたり、私とも面談しました。

根本——無記名なので、スタッフも本音が出ますね。

寄田——審査後にはアンケート結果が私に送られてきました。すべてのスタッフから高い評価をいただいたことも嬉しかったですが、働くことにやりがいを感じている、ここにいると成長できる、そうした項目がほかの企業よりも突出していたのはとても嬉しかったです。

根本――いまも「人に優しい」医院の実現を目指して、何かされているのでしょうか。

寄田――移転後すぐに医院のバリアフリー化は実現しました。今後、身障者の雇用も考えています。スタッフ向けには、社員食堂や託児施設を院内に作りました。あと、診療時間も徐々に短くしています。

いまは午後6時半最終受付、午後7時まで診療を行っています。以前は午後8時まででした。急に1時間短くすると、患者さんに迷惑がかかるので、15分ずつ短くして、時間をかけて行いました。

根本――徐々に徐々にですね。

寄田――時短の他、有給休暇もきちんと使える、残業代も1分でも付けるなど、当たり前のことですが、スタッフの定着率を上げようと、働く環境を整備しました。

歯科衛生士学校と関係を深める

根本――いま、寄田先生はスタッフをどのような方法で採用されていますか。

寄田――受付や歯科助手は、まず、エントリーシートを送っていただいて、会社説明会をします。その後、5次面接まで行います。何十人か集めての面接や、1泊2日の合宿、受付なら電話対応してもらうとか、実技試験も取り入れて細かくやっています。

根本――5次面接までやるというのはすごいですね。

寄田――たいへんですけど、新卒採用にこだわっています。

根本――受けるほうも、採用するほうもですね。

寄田――確かにそうです。採用される人はそこを乗り越えてくる人材なので、その採用方法に関してはすごくよかったと思います。

根本――本当に企業ですね。

寄田――そうですね。そうしていかないと、いい人が集りません。何となくイメージがよかったとか、笑顔がいいなど、第一印象も大切ですが、それだけでは実際の能力がわからないですからね。ドクターや歯科衛生士は、さすがに5次面接まではできないですけど。

根本――応募の絶対数が少ないですからね。

寄田――何回も面接するというのはできないですね。でも、当院では歯科衛生士学校の課外授業を行っています。

歯科衛生士学校から相談がありました。1年生はモチベーションが低い学生が結構いると。大学を落ちたから歯科衛生士学校に来た、何となく歯科衛生士学校に来ているとか。担任の先生に聞くと、1年生は座学ばかりでたいへんらしいです。そこで、何とか学生のモチベーションを上げてほしいと依頼がありました。

根本――すごい依頼ですね、それは。

寄田――私はそういうのが得意なので、「私たちがお手伝いします」と。ある歯科衛生士学校の1年生全員の約60人、30人ずつ当院に来てもらいます。当院の歯科衛生士のやりがいを話したり、ちょっとクイズや、ワークをしたりで、歯科衛生士になることの素晴らしさを、3時間くらいで伝えていきます。これをやると、すごくモチベーションが上がるみたいです。「歯科衛生士学校に入ってよかった」、「いままでこんな話聞いたことがなかった」、「自分の選択は間違ってなかったんだ」、このような感想が多く寄せられます。それで歯科衛生士学校との関係が深くなり、当院に興味をもった学生がそのまま就職してくれることもあります。

根本――それはモチベーションが上がりますね。

寄田――求人の際、院長先生が歯科衛生士学校に行って、「いい学生さんいませんか。紹介してください」とお願いしても難しいです。だから逆に、「歯科衛生士学校のみなさんが困っていることはないですか」と聞いてみると、「実はこういうことで困っているんです」と言ってくれます。そこから関係を深めて、学生さんを紹介していただいたり、見学に来ていただいたり。それが私たちの強みに繋がっているんです。

根本――課外授業や医院見学は学校にとっても、学生のモチベーションが上がり、辞める学生が減るといったメリットずくめですね。

寄田――「辞めようと思ったけど、話を聞いて絶対歯科衛生士になろうと思いました」との感想に、こちらも勇気づけられました。

根本――これは座学だけでは、わからないですからね。

寄田――私たちらしいというか、当院ならではの取り組みは他にも結構あります。

根本――こうしたヨリタ歯科クリニックの取り組みに共感してくれるスタッフ、患者さんが増えるというのは大事ですね。

寄田――スタッフが同じ想いをもつことが大切です。その想いは、やがて患者さんにも伝わります。このように、想いの輪がどんどん広がっていったら嬉しいですね。

スタッフに想いを伝える

根本――ここまで、寄田先生の想いをうかがってきましたが、こうした想いをスタッフのみなさんにどのように伝えますか。

寄田——ドリーム通信という、私のスタッフへの想いをA4用紙50枚に綴ったものがあります。新人スタッフを集めて、私と5、6人でそのドリーム通信についてディスカッションを行っています。

根本——寄田先生が直々にやっているんですか。

寄田——私がやっています。

根本——他のスタッフに「やっといて」と、任せることもできますよね。

寄田——もちろん任せていいところは任せています。でも、ドリーム通信は私が書いていますし、私自身の想いですからね。50項目あるので読むだけでも結構時間がかかるので、何ヵ月かかけてじっくりと行っています。毎年継続することで、スタッフの想いを1つにしていくことができるようになりました。

根本——いま、全体のミーティングは、どのぐらいの頻度でやられていますか。

寄田——毎週、月曜日の昼休みにやっています。

根本——月4回ということですか。

寄田——そうですね。あとは幹部だけのミーティング、歯科衛生士だけのミーティング、個別面談もしています。個別面談は私が対応するのは難しいので、各役職ごとの長に2ヵ月に

1回お願いしています。年間行動目標を一人ひとり設定しているのですが、それをさらに細分化して月間行動目標を提出してもらいます。その月間行動目標を見ながら個別面談をするようにしています。

根本——採用からカリキュラムまで盤石ですね。

寄田——でも、上手くいかないケースももちろんあります。新人研修は厳しく、リポートなど書くことも多いです。リポートをスタッフの前で発表することもあります。それに、3カ月の研修終了試験に通らなかったら、また研修が延びますからね。

ですから、新人には教育係の先輩とは別に、心のケアをする先輩をつけています。週1回は必ず昼休みに一緒にご飯を食べてください、月1回は外でご飯を食べてくださいと。不満や不安があったらすぐに相談してほしいと思い、この制度を作りました。

根本——そこで相談された先輩が、幹部スタッフや寄田先生に新人の声を報告するんですか。

寄田——報告を受けるときもありますが、私たちに言わないケースが多いです。2人のなかで解決していることが多いみたいです。

よく新人だけでひとかたまりになってしまうことがあります。そうなると、先輩とまったくコミュニケーションが取れず、業務にも影響が出てきます。心のケアをする先輩がいれば、そうした状況を避けることができると思います。

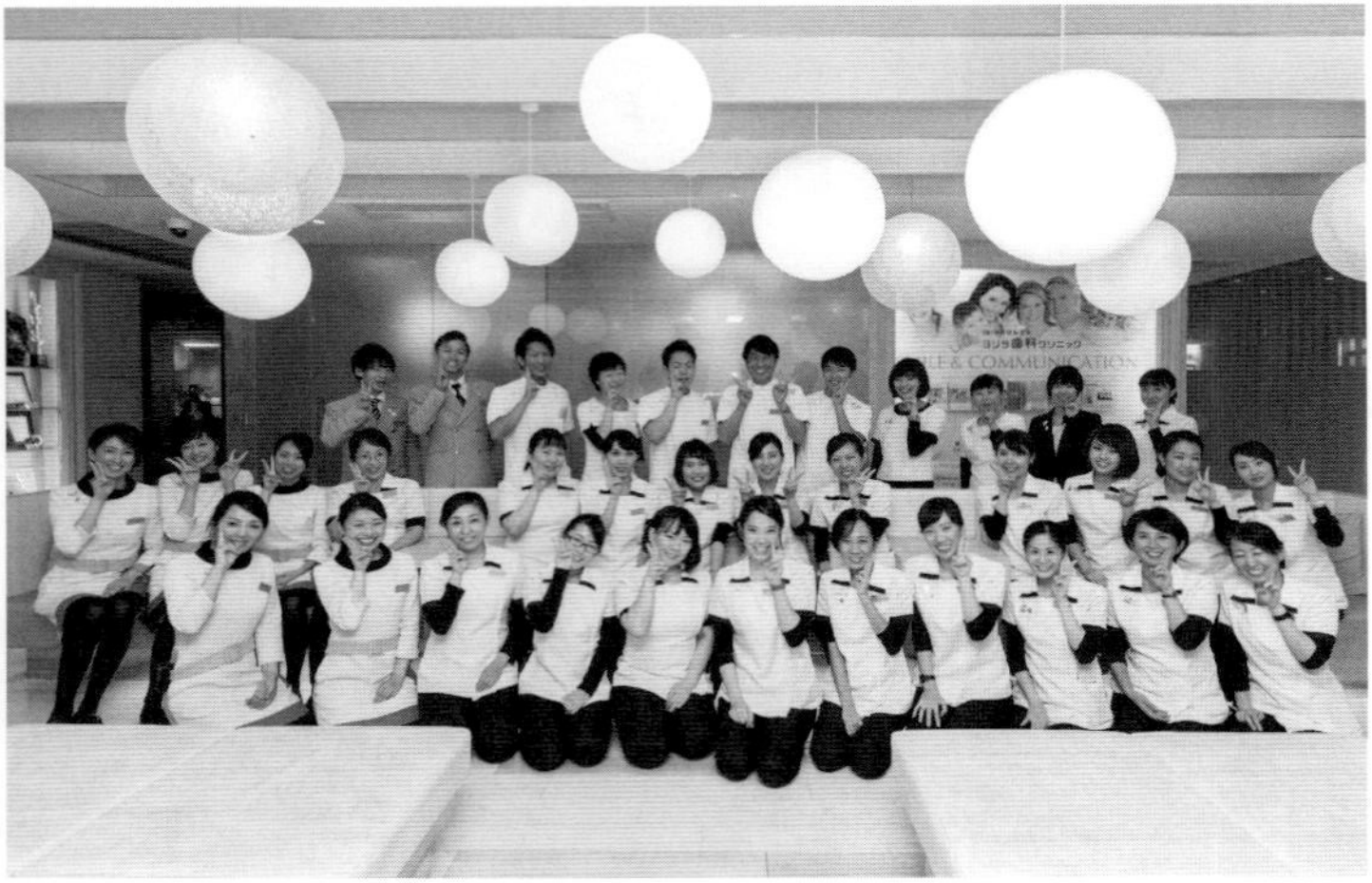

▲スタッフ間のコミュニケーションを大事にしている

まず、院長がやる

根本——多くの院長先生は、何か始めようとするものの、実践しなかったり、あるいは続かなかったりすることが多々あります。

寄田——ありますよ。スタッフから反対されることもあります。

根本——そのようなときはどうすればいいのでしょうか。

寄田——たとえば、個人の年間目標を立てるとします。そのときは、まず自分から目標を立て、自分で書いて、スタッフ全員に配る。「私の年間目標はこれです」って。まず自分で率先してやることですね。そしてやり続けること。私はスタッフ120名分のバースデーカードをずっと書いていています。給料明細にもメッセージを同封しています。そうすると、院長がそこまでやるんだったら自分もやってみようと、思ってくれる人が出てきます。背中を見せる。言うだけでなく実際に見せる。

人は、「やれ」と言うだけではなかなかやりません。逆に、「院長はやってないじゃないですか」、「院長が言うことはしょっちゅう変わっていますよ」と不信感が高まります。しかし、「一緒にやろうよ」という感じなら、最初は全員でなくても何人かが賛同してくれ、だんだんそれが増えてきます。みんなで楽しくやることが大事なんです。

根本――そこで「どうだ、見ろよ」、「何で変わらないんだ」という姿勢が見えてしまうと……。

寄田――逆効果になるかもしれませんね。また、私にできないことはスタッフにお任せしています。権限委譲も大事だと思います。

イベントはスタッフのためでもある

根本――ここまでうかがった試みなどが機能するかは、やはり寄田先生のように、まずご自身が実践し、それを続ける、そういう土台があったうえでのものだと思うんですね。

寄田――イベントについてもよく聞かれます。「イベントをやったら、どれぐらい患者さんが来るんですか」、「どれぐらい増収に繋がるんですか」とか。確かにイベントを開催すれば患者さんは集まります。しかし、イベントは、準備はたいへんですし、費用もかかります。当院は十何年もイベントを開催しており、患者さんも定着しています。そうしたことを考えると、休診にしてまでイベントを開催するより、診療したほうがもっと収益が上がると思います。

根本――では、なぜいまでもイベントを開催されているのですか。

寄田――イベントを開催することによって、スタッフのモチベーションが上がるんですよね。普段話さないスタッフ同士が話し合い、協力することで、チームワークも強くなります。

根本――それは費用対効果といったことではないですね。

寄田――イベントの参加者に喜んでいただいたときの達成感、充実感というのが強いです。スタッフ、患者さんからもやってよかった、来てよかったという、感謝の気持ちが伝わってきます。

根本――スタッフのモチベーションが上がると、医院への愛着が湧きますし、結局それが患者さんへ還元されていく。

寄田――そうなると思います。

根本――それがいい評判を呼び、増収に繋がっていくということですね。

寄田――そのとおりです。

根本――これをやったから、患者さんが何人増えるかという話じゃないんですよね。

寄田――そうですね。1、2回じゃ効果が出ないと思います。やはり継続していかないと。

根本――結果はなかなか出にくいですよね。そこは難しいですね。

寄田――結果が出ないと、「結局、私たちには合わなかった」、「この地域に合わない」などと思いがちです。でも、覚悟があったら、やるなと言ってもやるじゃないですか。やりますよね。そうすると、結果がいつか必ず出てくると思います。だから、結果に繋がるまで諦めず続けることが大切だと思います。

根本――同時に、院長自身がどんな歯科医院を作っていきたいのか、どんなことをやりたいのかということを突き詰める、考えることがすごく大事ですよね。

寄田――私もそう思います。それがないと、何のためにイベントをするのかわからなくなってしまいます。理想の歯科医院像を実現するため、こんな患者さんに来てほしいという望みを叶えるため、そのためにどんなイベントを開催するかが重要です。目標が明確でないと、なかなか上手くいかない気がします。

根本――なるほど。開業されてからすぐにそうしたことを考えたわけではなくて、本を読まれたり、セミナーへ参加されたりするなかで学ばれたのでしょうか。

寄田――そんな感じですね。みなさんと同じだと思います。私も10年かかりましたから。開業時の悩みは皆同じで、私だけが特別じゃありません。

根本――自分も変われるのかな、変わりたいんだと思うためには、自分で気づかないと駄目なんですね。

寄田――その気づきですね。気づきと学びがないと変わらないですよね。
私は早く開業し、早く失敗し、そして早く気づき、学ぶことができたのでよかったです。

第3章

スタッフの力を引き出す

個人面談を実施しよう！

スタッフと面談していますか？

本項でご紹介する、実施していただきたい取り組みは、**「スタッフと個人面談を実施する」**です。

「え？　スタッフと面談？　これは増患に関する本じゃないのか！」と思われるかもしれませんが、増患に関する取り組みのほとんどは、スタッフとの信頼関係の確立があってこそ実現します。**人間は「論理」よりも「感情」で動く動物です。**「正しいか、間違っているか」よりも「この人が好きか、嫌いか」で動くのです。

つまり、キャンセル率を下げるために、「当日キャンセルをした患者さんに電話をして、予約を取り直してもらう。そうすることで離脱を防ぐ」という取り組みは、正しい手法といえます。しかし、実際にスタッフがその手法どおりに行動してくれるかというと、**それはまた別の話なのです。**

信頼関係が確立できていない状態で、ミーティング時に先生がキャンセル率を下げる手法を熱く語ったとしても、その後のスタッフルームでは「院長、あんなこと言うけど、もっと先にやることあるよね」、「ただでさえ忙しいのに、そんな取り組みできるわけないじゃん。そこまでやりたいなら、自分でやればいいのに」と、先生やその取り組みに対する不平不満・愚痴文句のオンパレードです。

本書を熱心に読んでくださっている先生には、そのような悲劇は経験してほしくないので、それを防ぐための手法をお伝えします。それは「個人面談」です。

個人面談を実施する目的を説明する

いきなり「じゃあ、面談やるから」とだけ説明して、個人面談を始めてしまうと、スタッフは確実に「いきなり何!?」警戒心を強めます。

「普段は診療をしているから、なかなかみんなの意見や考えを聞く機会がありません。これからもっとみんなとよいチームを作りたいから、**これから定期的に個人面談を実**

施したいと思います。

これはテストや評価ではなくて、あくまで**みんなの意見や考えを私が聞いて、今後改善していくためのもの**ですので、緊張しないで面談に臨んでください」

上記のように面談の主旨や「個人面談」という響きからスタッフが警戒するであろうと思われることについて、事前に先回りし、しっかりとお伝えしてください。

必ず日程と時間を確保する

面談当日、診療が予想以上に押したり、急に用事ができたりして、もともと予定していた面談が実施できない場合があります。それは確かに仕方ないことではありますが、その際には「こういう理由で、面談の日程を○月○日に変更させてください」と必ずスタッフに伝えてください。

【図1】のようにあらかじめ「スタッフの誰がいつ面談を実施するのか」を滅菌・消毒コーナーなどに掲示している歯科医院もあります。

「時間ができたら、面談やりましょう」では、必ずといってよいほど実現しませんの

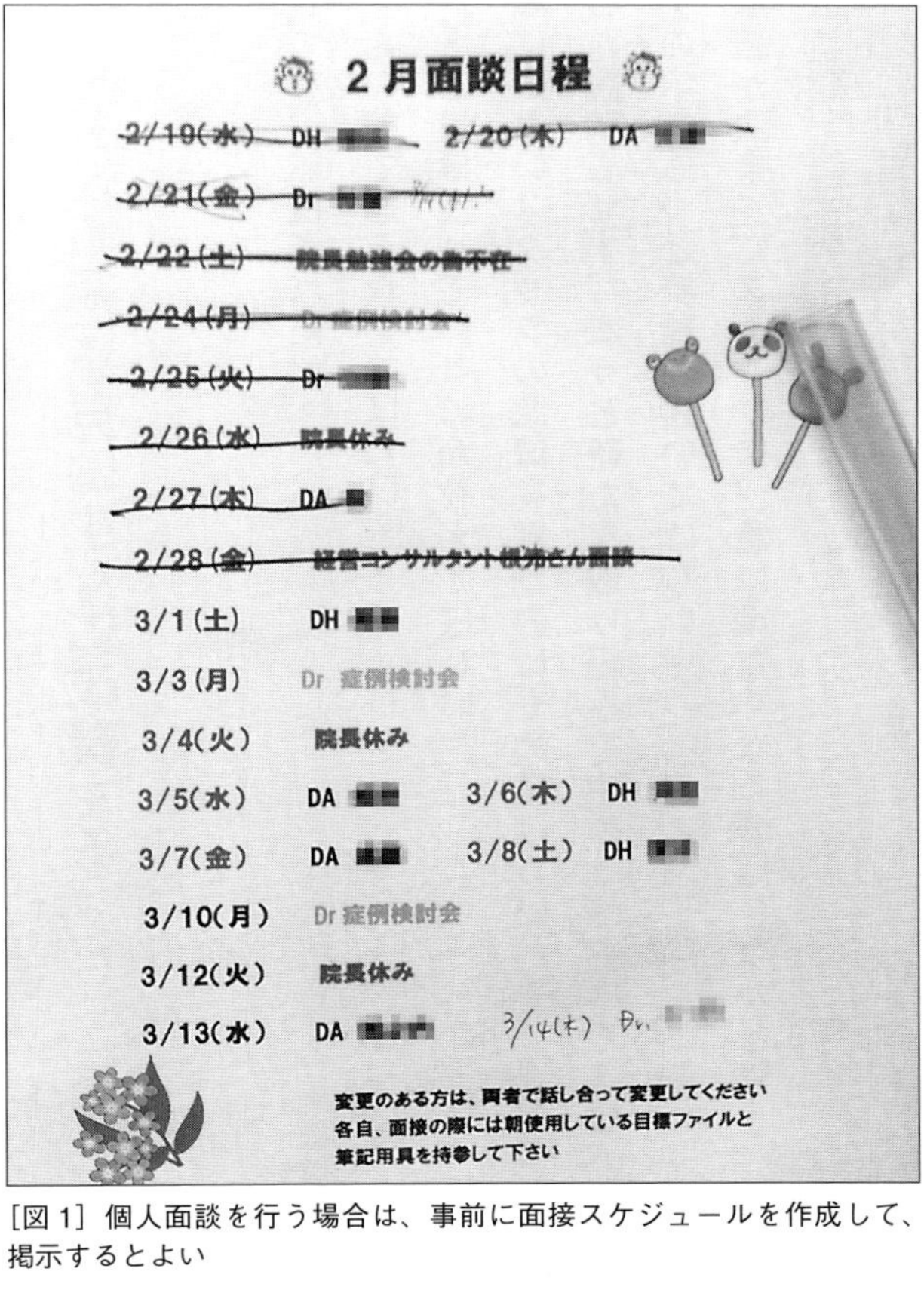
2月面談日程
2/19(水) DH [redacted] 2/20(木) DA [redacted]
2/21(金) Dr [redacted]
2/22(土) 院長勉強会の為不在
2/24(月) Dr 症例検討会
2/25(火) Dr [redacted]
2/26(水) 院長休み
2/27(木) DA [redacted]
2/28(金) 経営コンサルタント[illegible]さん面談
3/1(土) DH [redacted]
3/3(月) Dr 症例検討会
3/4(火) 院長休み
3/5(水) DA [redacted] 3/6(木) DH [redacted]
3/7(金) DA [redacted] 3/8(土) DH [redacted]
3/10(月) Dr 症例検討会
3/12(火) 院長休み
3/13(水) DA [redacted] 3/14(木) Dr. [redacted]
変更のある方は、両者で話し合って変更してください
各自、面接の際には朝使用している目標ファイルと
筆記用具を持参して下さい

[図 1] 個人面談を行う場合は、事前に面接スケジュールを作成して、掲示するとよい

で、事前に面談の日程・時間を確保するようにしてください。

スタッフから出た意見はすぐに改善する

個人面談を実施すると最初のうちは、先生に対して、

「挨拶しても、無視された」
「患者さんの前で怒らないでほしい」
「有給があと何日残っているのか教えてほしい」
「その場にいないスタッフの悪口を言うのはやめてほしい」
「たいした説明もせず、次々と新たな取り組みを始めるはやめてほしい」
「カルテの字をもっと綺麗に書いてほしい」
「結婚退職が決まったスタッフに、急に冷たくなるのはどうかと思う」

などの批判的な意見が出る可能性があります。

それらに対して、先生の言いぶんもあると思いますが、そこで怒り出してしまったり、スタッフに対して「何を言っているんだ！　俺にも言いたいことはあるぞ！

この前のあのこととか……」と一方的に話し出してしまうと、その後の個人面談が機能しなくなります。

個人面談において最も大切なのは、**「スタッフの意見を聞き、改善できることはすぐに改善する」**ことです。これをぜひ忘れないでください。

明日からの「やること表」

①個人面談の目的をスタッフに説明する
②事前に日程・時間を必ず確保する
③スタッフから出た意見は、すぐに改善する

スキルアップして「診る患者数」を増やそう！

「増患」というと、ここまでご紹介した「ホームページを充実させる」、「ブログを書く」、「院内新聞を発行する」のような"手法"を考えがちですが、**すでに多くの患者さんが来院している医院にとっては、増患を目的にそれらの手法をとるのは、実態に即していない**かもしれません。

すでに多くの患者さんが来院している医院が、さらに多くの患者さんを診療しようとしたときにお勧めしている手法が、「スキルアップして『診る患者数』を増やす」です。

ここでいう「スキルアップ」とは何を指すのか、今回は3つのスキルアップをご紹介します。

1. 知識を増やし、技術を高める

患者さんに何か質問された際、その場でしっかり回答できれば、質問に割く時間は最短で済みますが、適切に回答できなければ、知識が豊富なスタッフやベテランスタッフを呼びに行き、事情を説明して、改めて回答する（または別のスタッフが対応する）という手間が発生します。したがって、**聞かれた質問に的確に答えられるように、日ごろから知識を増やす**ことが大切です。

それと同時に、歯科医療従事者として不可欠なのは「技術の向上」です。診療のアシストなどについても同じことがいえます。口腔内を無影灯で照らす際に、一度で正確な場所に設定できれば、歯科医師はそのまま診療を続けられますが、不適切な位置にあると、注意して再度設定し直させたり、歯科医師自身が無影灯の位置を調整することになるため、診療時間をロスします。

これは一つの例に過ぎません。院内では**知識を増やしたり、技術を向上させることで、タイムロスを防ぎ、たくさんの時間を生み出すことができる**のです。

2. 時間に対する意識を高める

30分で1人の患者さんを診ている場合、「1人あたり2分縮めよう」と意識して仕事に取り組んだとしたら、1時間あたり4分、診療が8時間だったとしたら、32分の時間が生み出されます。医院全体でいえば、32分×チェアー台数が新たに生み出される時間だと考えられるでしょう。

もちろん、このような計算どおりに進まないことは百も承知で書いていますが、ここで一番お伝えしたいのは**「時間に対する意識を高めることで、新たに生み出される時間がある」**ことです。

これは何も診療に限ったことではなく、常日頃から「時間を有意義に活用しよう」という取り組みに繋がっていきます。

たとえば、ある医院ではプロジェクターを使って定期的なミーティングを実施していますが、プロジェクターを設置するテーブルには、設置場所を示すテープが貼って

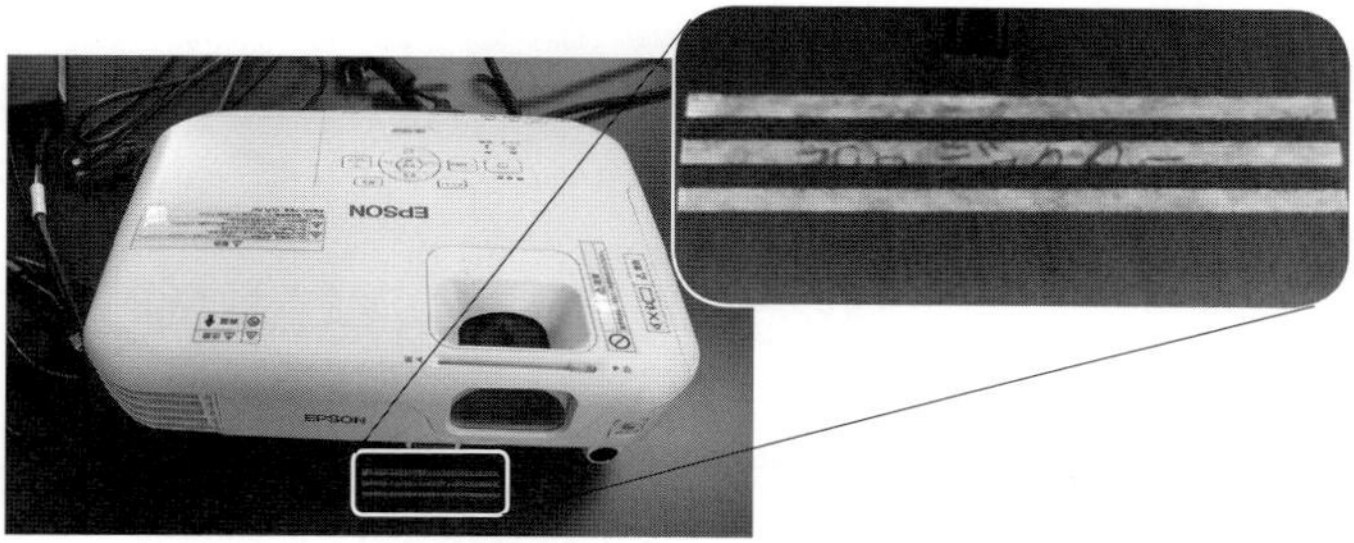

［図 1］時間に対する意識の高まりから、プロジェクターを設置するテーブル上には、設置場所を示すテープが貼られている

あり、テープには「プロジェクター」と記載されています**【図1】**。

つまり、この**テープの位置にプロジェクターを設置することで、ジャストサイズでスクリーンに投影できる**ことを示しているのです。

3. ミスや失敗を減らす

上記したアシストの例もそうですが、**ミスや失敗によって、また同じ業務を繰り返さなければなりませんので、これ以上ない無駄な時間**といえます。

ミスや失敗を減らすためには、知識を増やしたり、技術を向上させること以外に、**【図2】**の医院（これは歯科医院ではありませんが）のように「この医院では、これまでこのようなミスや失敗が起こって

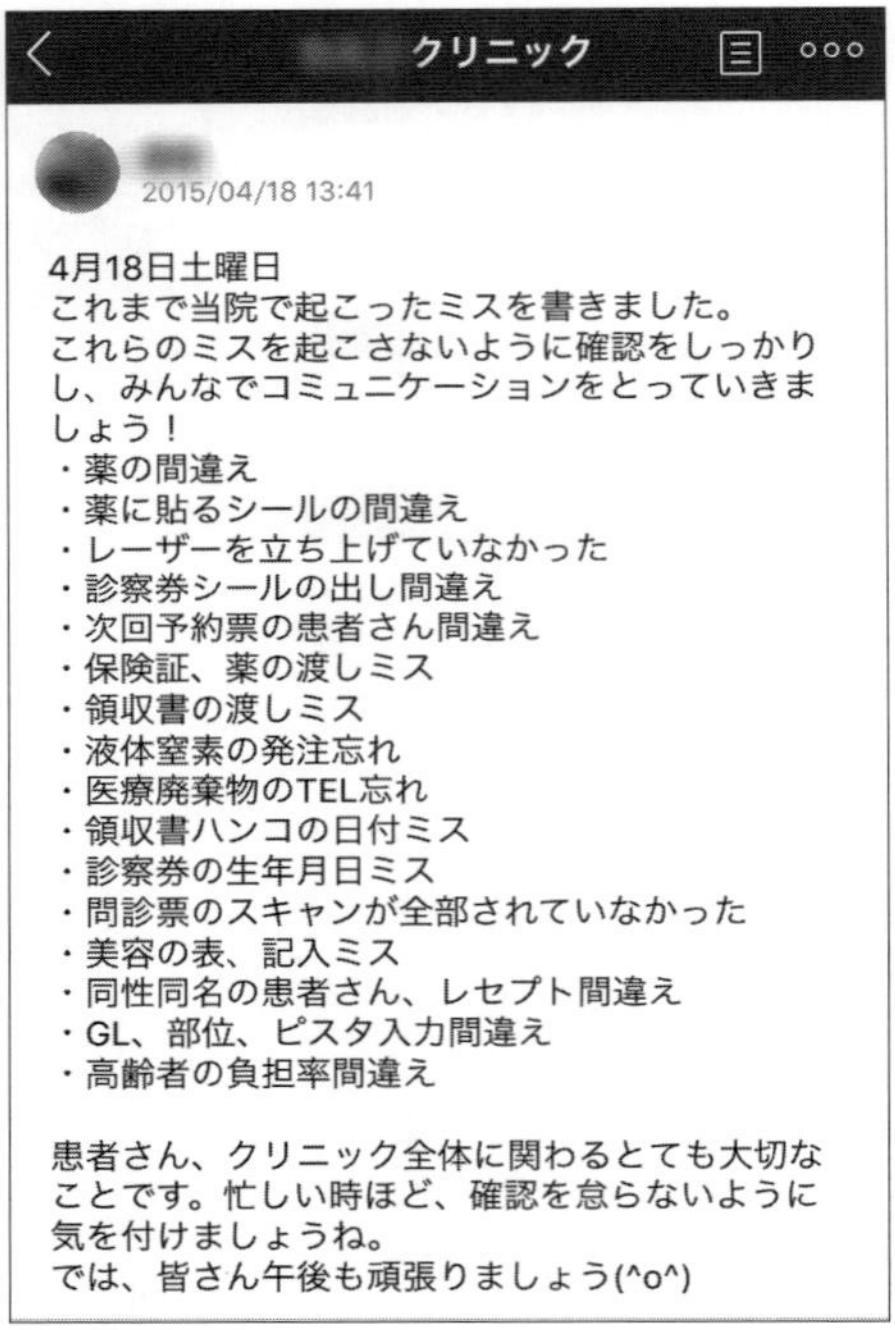
クリニック
2015/04/18 13:41
4月18日土曜日
これまで当院で起こったミスを書きました。
これらのミスを起こさないように確認をしっかりし、みんなでコミュニケーションをとっていきましょう！
・薬の間違え
・薬に貼るシールの間違え
・レーザーを立ち上げていなかった
・診察券シールの出し間違え
・次回予約票の患者さん間違え
・保険証、薬の渡しミス
・領収書の渡しミス
・液体窒素の発注忘れ
・医療廃棄物のTEL忘れ
・領収書ハンコの日付ミス
・診察券の生年月日ミス
・問診票のスキャンが全部されていなかった
・美容の表、記入ミス
・同性同名の患者さん、レセプト間違え
・GL、部位、ピスタ入力間違え
・高齢者の負担率間違え
患者さん、クリニック全体に関わるとても大切なことです。忙しい時ほど、確認を怠らないように気を付けましょうね。
では、皆さん午後も頑張りましょう(^o^)

[図2] このクリニックでは、ミスを起こさないように院内でLINEのグループを作り、スタッフ間で情報を共有している

いるので、皆で気をつけよう」と喚起するのも一案です。

歯科医院で起こりやすいミスや失敗の種類は、膨大というわけではなく、数十個程度に集約できると思います。

それらをあらかじめ書き出すことで、とくに新人スタッフに「これまで当院ではこのようなミスや失敗が起こっているので、あなたも気をつけてください」と、事前に注意を促すことがで

きます。

ご紹介した3つのスキルアップによって、1日あたり1人でも診察できる患者さんが増えたとしたら、1ヵ月単位、1年単位で考えると、とても大きな数になります。

ぜひ実施してみてください！

明日からの「やること表」

①知識を増やすための勉強と、技術を向上させるための練習を継続する
②「無駄な時間がないか、また工夫することで、その時間を短縮できないか」を考える
③「これまでに当院で起こっているミスや失敗」を書き出して、新人スタッフに提示する

スタッフの「考える力」を引き出そう！

必ずしも「スタッフが増える」＝「チーム力の向上」とはいえません

開業当初のスタッフ構成は、院長＋スタッフ2〜3名ほどがほとんどだと思います。それくらいの規模のときは、院長が最前線に立ち、「次はあれをやろう、これをやろう」と、どんどん提案し、提案内容に対して院長自らが率先しながら実践して、結果を出すというステージです。

しかし、スタッフが増えている状況下で、院長が上記のようなスタンスであり続けた場合、**「言われた仕事はちゃんとやるものの、言われていないことは、積極的にやらない」**というチームになる可能性があります。

これまで10年以上にわたって数多くの歯科医院をみてきましたが、**スタッフが増え**

るに従って、チーム力が向上するとは必ずしもいえないと感じています。スタッフが増えることで、「ここからここまでは私の仕事」、「私はその日休みだったからわからない」、「電話に出るのは受付の仕事であって、歯科衛生士の仕事ではない」などの意識が増す可能性もあります。

このような意識を**「非当事者意識」**といいます。非当事者意識のスタッフが増えると、チーム力は上がらず、人件費だけが高騰し、利益を圧迫するという悪循環に陥ります。たとえば、目の前で火事があった場合、その場に3人しかいなければ、積極的に声をかけ合い、互いに連携をとって、消火活動に全力を注いでも、20人くらいいると、そのうちの数人は消火活動に必死になっても、残りは後ろから見ているだけになってしまうという状況が考えられるのです。

このようにスタッフが増えることで、非当事者意識が高まるのを防ぐ方法の一つとしてお勧めなのが、**「スタッフに考える機会を与える」**ことです。本書に当てはめれば、どうすれば患者数が増えるのかをスタッフに考えてもらうのです。

患者数を増やそう！　　氏名

どうすれば、当院の患者数が増えると思いますか？「こういうことをしてみたらよいと思う！」というあなたの考え、提案内容をできるだけ具体的に、最低３個以上ご記入のうえ、○月○日（○）の医院ミーティング時に持参してください！

□

□

□

□

□

□

［図 1］アイデア提案用紙の一例

スタッフの"考える力"を引き出すステップとは？

1．スタッフからアイデアを募る

筆者のクライアントでは、**［図 1］**のような用紙をあらかじめ配布して、アイデアを募ることが多いです。

事前に「増患に関するアイデアを、○月○日までに書いてきてください」と伝えることで、スタッフも安心して、じっくりと考えられますので、たくさんのアイデアや意見が期待できます。

2．ミーティングで話し合う

スタッフから集まった意見やアイデ

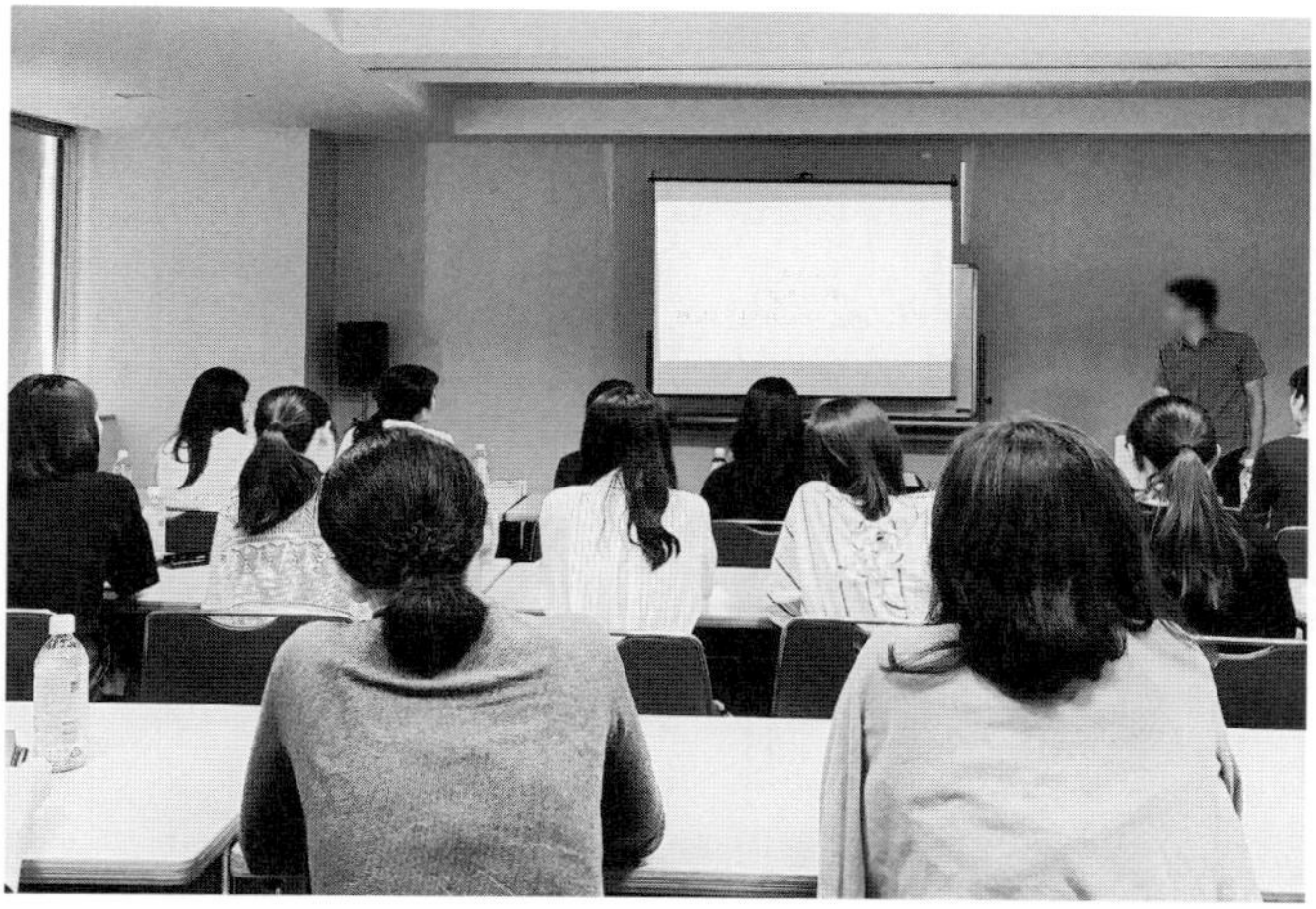

［図２］実際のミーティング

アについて、ミーティングの時間を作って話し合うことが大切です**［図２］**。ミーティングが円滑に進むポイントを示します。

①感謝の気持ちを伝える

基本的にスタッフが院長にもの申すことは、スタッフにとって想像以上にハードルが高いものです。「こんなことを書いて大丈夫かな？」、「こんなことを書いて、評価が下がったらどうしよう……」などの不安を抱えながら、一生懸命考えて出してくれたアイデアや意見です。それについて「日々の診療だけでも忙しいなか、一生懸命考えて、これだけたくさんのアイデアや意見を出してくれて本当にありがとうございます」と、**感謝の気持ちを伝えてください。**

そうすることで、「意見やアイデアを出すのはよいことなのだ」という考えが、スタッフ間に浸透し、増患以外のことでも、いろいろと意見やアイデアが出るようになります。

②実践することはその場で決める

出された意見について、すぐにできることとできないことがあります。たとえば、「子ども連れの患者さんのために、待合室にキッズスペースを設置する」という意見が出ても、大がかりな工事を伴う可能性があるため、すぐにはできません。その場合は「これはよい意見だけど、すぐに難しいからいまは無理だね」と、伝えてください。

③5W2Hを明確にする

院長が「じゃあ、この取り組みをやりましょう」と決定し、スタッフが「わかりました」と返事をしても、そのままでは実現しない可能性が高いです。なぜなら、「誰が」、「いつ」、「何を」、「どこで」、「なぜ」、「どのように」、「いくら」という、「5W2H」が明確ではないからです。

たとえば、「患者さんの満足度向上のために、待合室のアメニティを充実させる」という意見を採用する場合、**「誰が、いつまでに、どこで、いくらくらいの予算で、何を購入するのか？」**までを決めることで、ようやくその取り組みが提案から実行の段階へと移るのです。

ご紹介したステップを重ねることで、当事者意識をもつスタッフの増加が期待できます。頑張ってください！

明日からの「やること表」

①スタッフからアイデアを募るための用紙を作る
②スタッフに考える機会を与え、その後、ミーティングを実施する
③ミーティングで出た意見について「５Ｗ２Ｈ」に落とし込む

笑顔力をアップしよう！

マイナスの情報が拡散されやすい社会

「ホームページの内容を充実するのと同時に、狙ったキーワードで検索順位の上位を狙いましょう」、「ブログを書きましょう」と、インターネット関連の対策をお伝えしましたが、インターネット対策を十分に施すことで長期間にわたって増患が見込めるかというと、残念ながらそうではありません。

一時の増患ではなく、長期にわたってファン患者さんに愛され続ける歯科医院になるためには、インターネットと同時に、**院内の接遇力もアップすることが不可欠**です。

インターネット対策に力を入れている一方で、接遇面をおざなりにすると「ホームページの内容が充実しているから、通院しようと思って来たけど、スタッフの対応が悪いからやっぱり止めよう」と思う患者さんが増える可能性があります。

いまはフェイスブックを始めとして、一般の**人々が情報発信する環境が急速に拡がっています。**それは、つまり「よい情報も、悪い情報もすぐに浸透する可能性がある」ということです。

「○○歯科医院は、ホームページがすごく充実しているのに、スタッフの愛想は悪いし、先生は満足に説明してくれないし、もう最悪だ。ホームページに書いてあることは嘘だな。もう二度と行かない」などと投稿され、それが一瞬で拡がる可能性もあるのです。

一度、**悪評が拡がってしまうと、医院の信頼を回復するには、非常に時間がかかりますので、**くれぐれも気をつけてください。

マイナスな感情を緩和させる「笑顔」

接遇力を上げるうえでまず大切なのは、「先生とスタッフの笑顔力の向上」です。

そもそも歯科医院は誰にとっても「行きたくない場所」です。必然的に患者さんの歯科医院に対する感情はマイナスになりやすいです。

そのため、「いつまで待たせるんだ」、「さっき私を担当した歯科衛生士の歯石取りが痛かったから、次からは別の人に代えてほしい」、「私は納得していないのに、勝手に治療を進められた」などと、さまざまなクレームやお叱りの声が上がるのです。

このように歯科医院に対して、ただでさえ**マイナスのイメージをもっている患者さんの感情を少しでも緩和させる方法が「笑顔」**なのです。

「笑顔力」を向上させる3つの方法

では、どうすればスタッフの笑顔力が向上するかというと、3つの方法があります。

1．まずは、院長が率先して笑顔で患者さんに接する

「患者さんに笑顔で接してください」と言う院長が、仏頂面だったとしたら、スタッフは確実に「私たちに言う前に、まずは院長に笑顔になってほしい」と思います。「診療中に院長先生がこれほど笑顔で患者さんに接しているのだから、私たちも頑張らないとね」とスタッフが思えるような笑顔を心がけてください。

2．定期的に「笑顔がどれだけ大切なものか」をミーティングで伝える

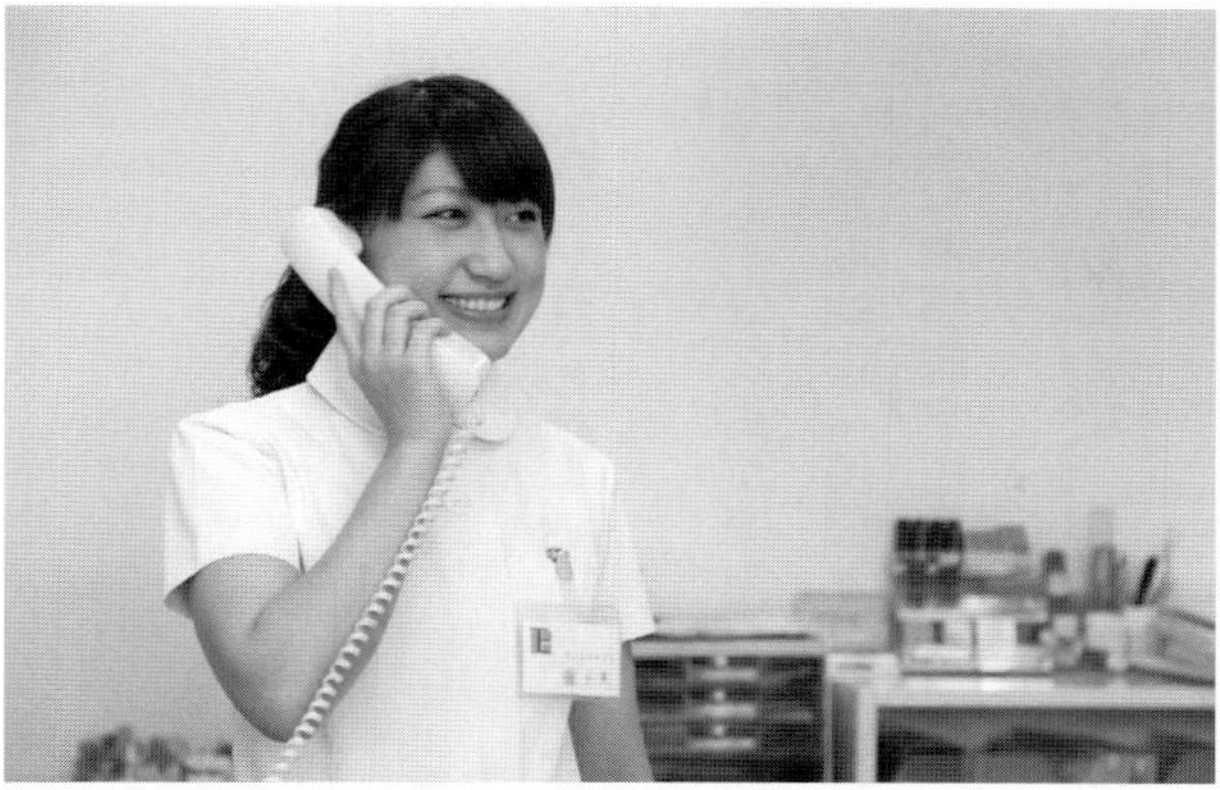

［図 1］ 電話では声の印象で相手の表情が頭に浮かぶ。笑顔で丁寧な電話応対を心がけることで、確実に患者さんの心象は向上する

歯科医院の経営者である院長の役割の一つは「伝える」ことです。笑顔に関しても「一度言えばわかるだろう」ではなく、何度も繰り返し伝えることが大切です。

「電話応対では直接顔は合わせませんが、声の感じで相手に表情が伝わります。だからこそ、電話に出た人は実際に患者さんに直接お会いしたとき以上に、笑顔で応対することが大切なんです」と、院長が繰り返し伝えていくことで、次第に素敵な笑顔で電話応対ができるスタッフへと育っていくのです【図1】。

3. 外部講師を招く

いくら上司といっても、毎日一緒に仕事をしていくと、院長の発言力も薄れていきます。そこでお勧めなのが、接遇講師を招いてトレーニングしてもらうという方法です。インターネットで「歯科医院　接遇講師」などと検索して講師を探す方法もありますし、友人や知り合いの先生から紹介してもらうのも一案です。

明日からの「やること表」

①まずは院長が率先して笑顔で患者さんに接する
②定期的に「笑顔がどれだけ大切なのか？」をミーティングで伝える
③外部講師を招く

採用を成功させよう！

採用の成功＝増患の成功

「この本って、増患がテーマじゃないの？　なぜ採用を取り上げるの？」と不思議に思われた先生もいらっしゃるかもしれません。これまで取り上げた手法をはじめ、さまざまな取り組みをよりスピーディーに実践、改善、継続を繰り返すことによって、ほとんどの歯科医院で増患が実現します。

増患が実現した歯科医院が次にぶつかる壁が、「人材不足（またはチェアー不足）によって、これ以上患者を増やせない」という問題です。逆に言えば、新たな人材の採用、教育に成功すれば、受け入れられる患者数を増やせるので、採用の成功は、すなわち増患の成功と言い換えられます。

ここで細かな数字を取り上げなくても、今後は労働者人口が減っていくことはご存じだと思います。本書を熱心に読まれている院長先生ほど、さまざまな情報や状況に敏感ですので、「そう言えば、以前は求人雑誌に広告を出せば、何十人と応募が来ていたけど、いまはせいぜい2~3人だな。確かに求職者は年々減っているな」と実感されているのではないでしょうか。

これからは「攻めの採用」!

人材不足の現代、普通の歯科医院ができる募集方法を行っているだけでは、成果を出すのは難しいです。筆者はこの「普通の歯科医院ができる募集方法」のことを「守りの採用」と表現しています。

この「守りの採用」の反対に「攻めの採用」があります。「攻めの採用」とはどのような募集方法なのか、7つの手法を紹介します。

①ホームページのトップページに、院長、スタッフが最高の笑顔で写っている集合写真を掲載する。

②ホームページに「院長紹介」はもちろん「スタッフ紹介」のページがあり、そこに

は「スタッフの顔写真（顔写真に抵抗があればイラスト）」、「スタッフの名前」、「スタッフの趣味や今年の目標など、簡単なプロフィール」が掲載されている【図1】。

③ホームページ内に各職種の求人ページがあり、そこには「当院で習得できる業務」、「このような人に応募してほしい」、「当院で働いている既存スタッフの感想文」、「応募フォーム」が記載されている【図2】。

④採用専門のホームページを作る。上記求人ページにある内容はもちろんのこと、「一日の業務の流れ」、「応募にあたってよくあるご質問」など、さらに採用に関する内容が充実している。

⑤採用に関するパンフレットを作り、院内に「ご自由にお持ちください」というかた

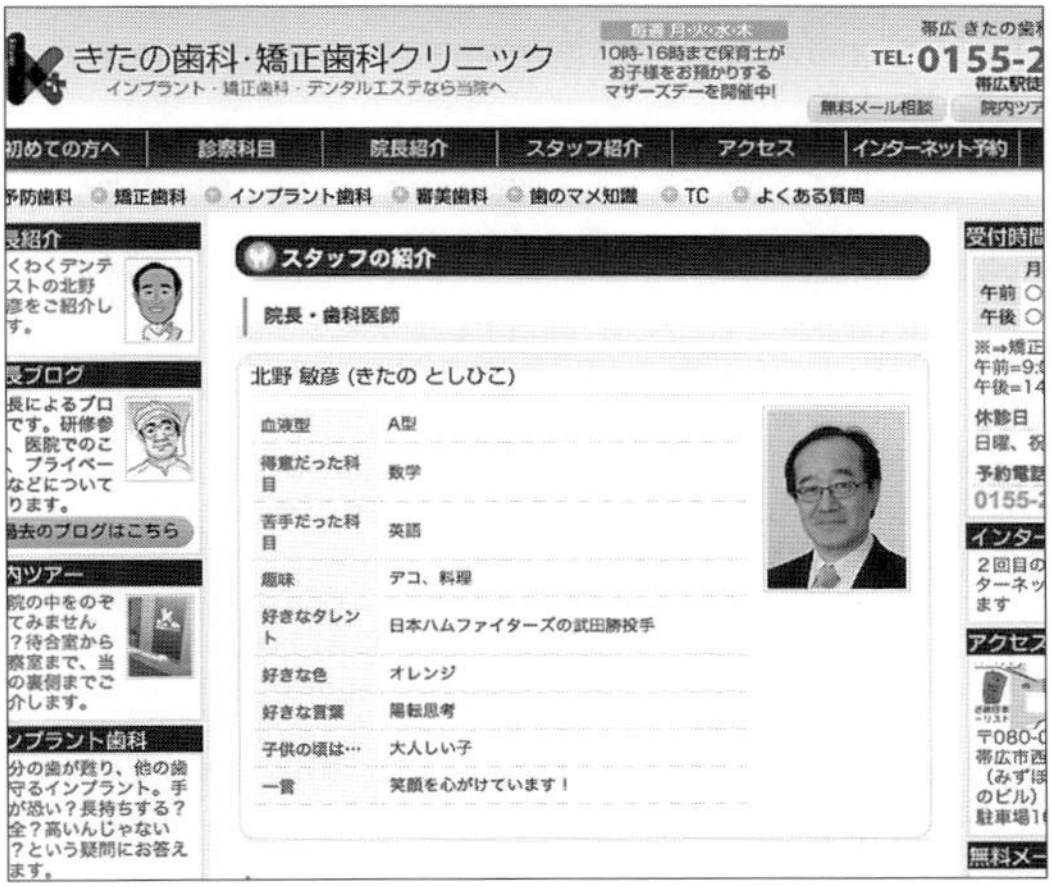

きたの歯科・矯正歯科クリニック
インプラント・矯正歯科・デンタルエステなら当院へ
10時-16時まで保育士がお子様をお預かりするマザーズデーを開催中!
初めての方へ
診察科目
院長紹介
スタッフ紹介
アクセス
インターネット予約
予防歯科
矯正歯科
インプラント歯科
審美歯科
歯のマメ知識
TC
よくある質問
スタッフの紹介
院長・歯科医師
北野 敏彦（きたの としひこ）
血液型 A型
得意だった科目 数学
苦手だった科目 英語
趣味 デコ、料理
好きなタレント 日本ハムファイターズの武田勝投手
好きな色 オレンジ
好きな言葉 陽転思考
子供の頃は… 大人しい子
一言 笑顔を心がけています！

[図1] 院長やスタッフの人となりがわかるプロフィールを掲載している（協力：きたの歯科・矯正歯科クリニック）

歯科衛生士 求人

「せっかく取った歯科衛生士資格だから、歯科助手の延長のような仕事ばかりじゃなくて、資格を活かした、衛生士業務が中心の歯科医院で働きたい」

「働いているスタッフ同士の仲が良い歯科医院で働きたいな・・・」

「やっぱりこれからは“予防”の時代だから、予防歯科に力を入れている歯科医院で働いていきたい」

「歯科衛生士としてスキルアップしたいけど“先輩の仕事を見て覚えて”という教育じゃなくて、教育カリキュラムや業務マニュアルがちゃんとある医院で働きたいな」

「古いユニット、狭いスタッフルームなどの、古い建物の歯科医院よりも、やっぱりキレイな歯科医院で働いてみたいな！」

［図 2］求める人材や仕事の価値観について具体的に書かれている（協力：きたの歯科・矯正歯科クリニック）

ちで置いている。また、大学、専門学校に送っている。

⑥院長が歯科衛生士専門学校の就職担当の人に挨拶に行っている（※その際、その学校を卒業した歯科衛生士を連れていくと、学校側は「うちを卒業した生徒がこんなに立派になって頑張っている」と喜んでくれます）。

⑦院長ブログ、スタッフブログ、フェイスブックページなどで、人材募集している旨を投稿する。

簡単に書きましたが、これらはスタッフの協力なくしては実現しない取り組みです。

ちょうど本書を書いている2週間くらい前の話ですが、筆者のクライアントで約10年間勤務したスタッフが、妊娠・出産により、その医院を辞め、今後は自宅の近くで勤務先を探すことになりました。

再就職にあたって、いろいろな求人媒体を見ているようですが、その広告の多くが医院の外観や診療室内の様子の写真はあっても、そこで働く人の写真がなく、「どんな人が働いているのかわからないので、応募しづらいんですよね……」とおっしゃっていました。

歯科医院は少人数で構成されていますから、職種を問わず、一人ひとりの存在が患者満足度の高低に直結し、結果として患者数にも大きく影響します。「攻めの採用」が機能すれば、これまで以上によい人材が採用できるようになりますので、ぜひ上記の7つの手法でできることから始めてみてください！

明日からの「やること表」

● 「攻めの採用」の7つの手法をスタッフにも読んでもらい、「ここに書いてある内容を始めたいのですが、うちの歯科医院では、何から始めたらよいと思いますか？」と相談する

増患に関するミーティングを実施しよう！

定期的にミーティングで増患の必要性を伝える

「**患者さんをどんどん増やそう！**」

と先生から言われてモチベーションが上がるスタッフは皆無です。むしろ上がるどころか下がるほうが一般的です。

2017年現在、歯科医院経営コンサルタントとして12年、会社経営者として6年の経験がありますが、そこで実感するのは「**経営者と従業員は、男性と女性、日本人と外国人くらい違うものなんだ**」ということです。

しかし、歯科医院のような少人数のスタッフで構成されている組織は、スタッフ一人ひとりの仕事の質が、そのまま増患をはじめ、さまざまな結果に繋がります。そのため、先生とスタッフの気持ちをできるだけ一致させることが大切です。

そのために不可欠なのが、**伝えること**です。気持ちというものは、一回言ったら伝わるというものではなく、繰り返し何度も何度も伝える必要があります。

「現実的に考えて、現在当院に来られている患者さんすべてが、どこかのタイミングで来院しなくなる。新しい患者さんよりも、来院されなくなる患者さんのほうが多かったら、どうなると思いますか？　新しい医療機器や技術を導入することや、みなさんの給与を払い続けることができなくなります。このようなことにならないためにも、みんなで力を合わせて患者さんを増やしていく必要があります」

以上のようなメッセージを伝えてください。

増患に関するプロジェクトチームを結成しよう

これまで二千人近くのスタッフと個人面談をしてきましたが、質問する側の質問力も非常に重要だと感じています。

たとえば、「○○さんの目から見て、どうすれば患者さんが増えると思いますか？」

と聞くのと、「○○さんの目から見て、どうすればもっとメインテナンスの患者さんが増えると思いますか？」と具体的な質問をするのとでは、後者のほうが答えやすく、かつ、よい回答が期待できます。

このように、ざっくりと「どうすれば患者さんが増えるか考えましょう」と促すよりも、**具体的なことに焦点を当て成果を出す**という考えで取り組むのが**プロジェクトチーム**です。

増患に関するプロジェクトとしては「新患数アッププロジェクト」、「メインテナンス患者数アッププロジェクト」、「キャンセル率ダウンプロジェクト」、「スキルアッププロジェクト」、「イベントプロジェクト」などが考えられます。

プロジェクトが決まったら、そのプロジェクトに関して、**これから何に取り組むかを発案するプロジェクトリーダーを決める必要があります**。リーダーは先生（と私などのコンサルタント）が「新患数アッププロジェクトリーダーは○○さんが適任ですね」と決める場合もありますし、ミーティングで、プロジェクトの種類だけ伝えて「どのプロジェクトのリーダーに誰がなるか、自薦他薦は問いませんので、みなさんで決めてください」としている医院もあります。

スタッフの自主性を育むという意味では、後者の決め方が望ましいですが、自院に合った形でよいと思います。

ミーティングを実施しよう

「以前ミーティングはやっていたんですが、皆に『何かある?』と聞いても、うつむいたまま黙っていて、まるでお通夜のようでした。そのため、自分の独演会になってしまい、意味がないなと思ったので、いつからかミーティングはやらなくなりました」

少なからずこのような歯科医院がありますが、診療時間は診療をしている時間ですので、増患を含め「どうしたらもっと医院がよくなるか?」を議論し、今後の実践項目を決めることなどできません。

それをやるのがミーティングですので、医院発展のためにミーティングは不可欠です。

「でもミーティングって何をしたらいいんですか?」という先生もいると思いますの

Ｇｏｏｄ＆Ｎｅｗ（１人３分）	
今月の予定	２月の予定 ２月８日㈰…院長セミナー参加 ２月11日㈬…休診 ２月26日㈭…医療安全研修会
プロジェクトの進捗状況 （１人５分）	・新患数アップ ・メンテ患者アップ ・キャンセル率ダウン ・イベント ・スキルアップ
伝達事項	
次回ミーティングの検討事項	
根本さんの宿題の進捗状況確認	
院長より	
次回ミーティング日程	

［図１］ミーティングの流れ

で、お勧めしているのが**ミーティングのメニューをあらかじめ決めること**です。

［図１］のように、内容とその日のミーティングの司会と書記を決めておけば、先生ではなくスタッフ主導のミーティングの開催が可能です。

ここで上記したプロジェクトリーダーから「現在の取り組み状況」、「プロジェクトの取り組みによって、どんな結果がいまのところ出ているか」、「今後このプロジェクトで何をやっていくのか」などを報告してもらいます。

このスタッフの報告で、先生が気になる点や追記したいことがあれば、そこで伝える形でよいかと思います。

そして各プロジェクトで、実践することが決まると思いますので、次のミーティングでその取り組みの進捗状況を発表、報告してもらうという形がよいです。
プロジェクトチームを作り、定期的なミーティングで現在の状況を発表してもらうという形ができあがると、スタッフ主導のチーム作りができているといえます。

明日からの「やること表」

①ミーティング中に「増患する重要性」を繰り返し伝える
②増患に関するプロジェクトチームを作る
③ミーティングで各プロジェクトの進行状況を担当者から報告してもらう

成功歯科医院　スタッフに聞く

院長必読!!　スタッフの想い、本当にわかっていますか？

島村　彩×根本和馬

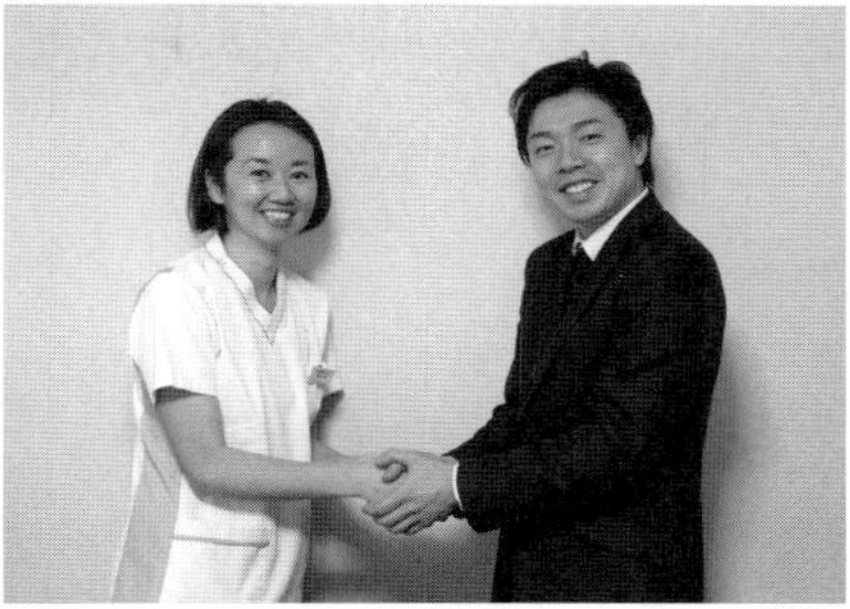

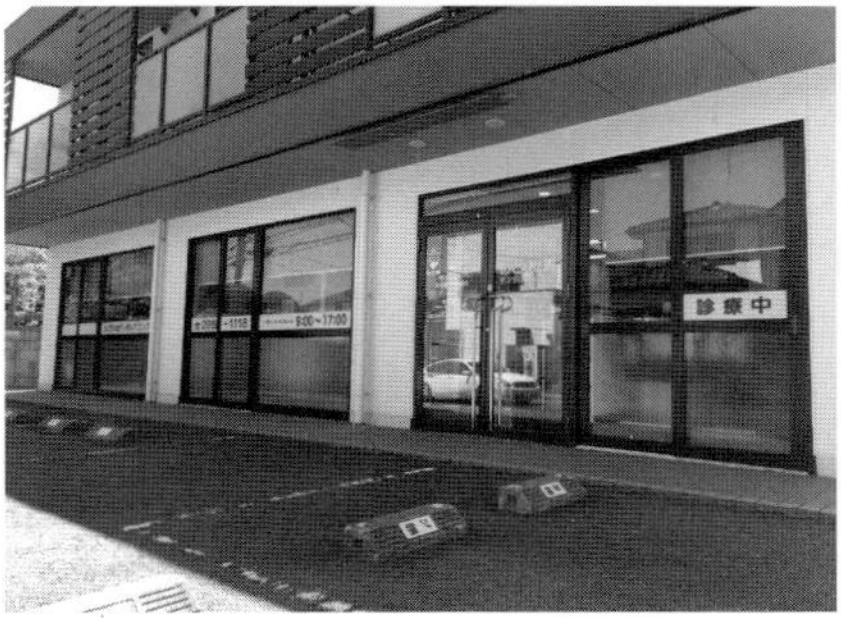

みどりの森デンタルクリニック

[所在地] 神奈川県座間市入谷 5-1780
[ユニット数] 6 台
[スタッフ数] 歯科医師 2 名、歯科衛生士 4 名、トリートメントコーディネーター 3 名
（町田、高座渋谷の分院を含めたシフト制で、人数は日々変動）
[患者数] 1 日約 60 名
[診療時間] 9:00 ～ 17:00
[休診日] なし

小さなことからコツコツと

根本——島村さんは入社何年になるのでしょうか。
島村——12年です。
根本——かなりキャリアは長いですよね。
島村——そうですね。
根本——入社されて、一度、産休・育休を取られたとのことですが、ヒストリーを少し教えていただけますか。
島村——入社したとき、まだ医院自体に産休・育休の制度がありませんでした。なので、1回辞めました。
根本——どれぐらい勤めてから、退職されたのでしょうか。
島村——2年目に入ってから妊娠がわかり、妊娠8ヵ月ぐらいで1回辞めて、子どもが1歳8ヵ月のときに再入社しました。
根本——それで現在に至るということですね。

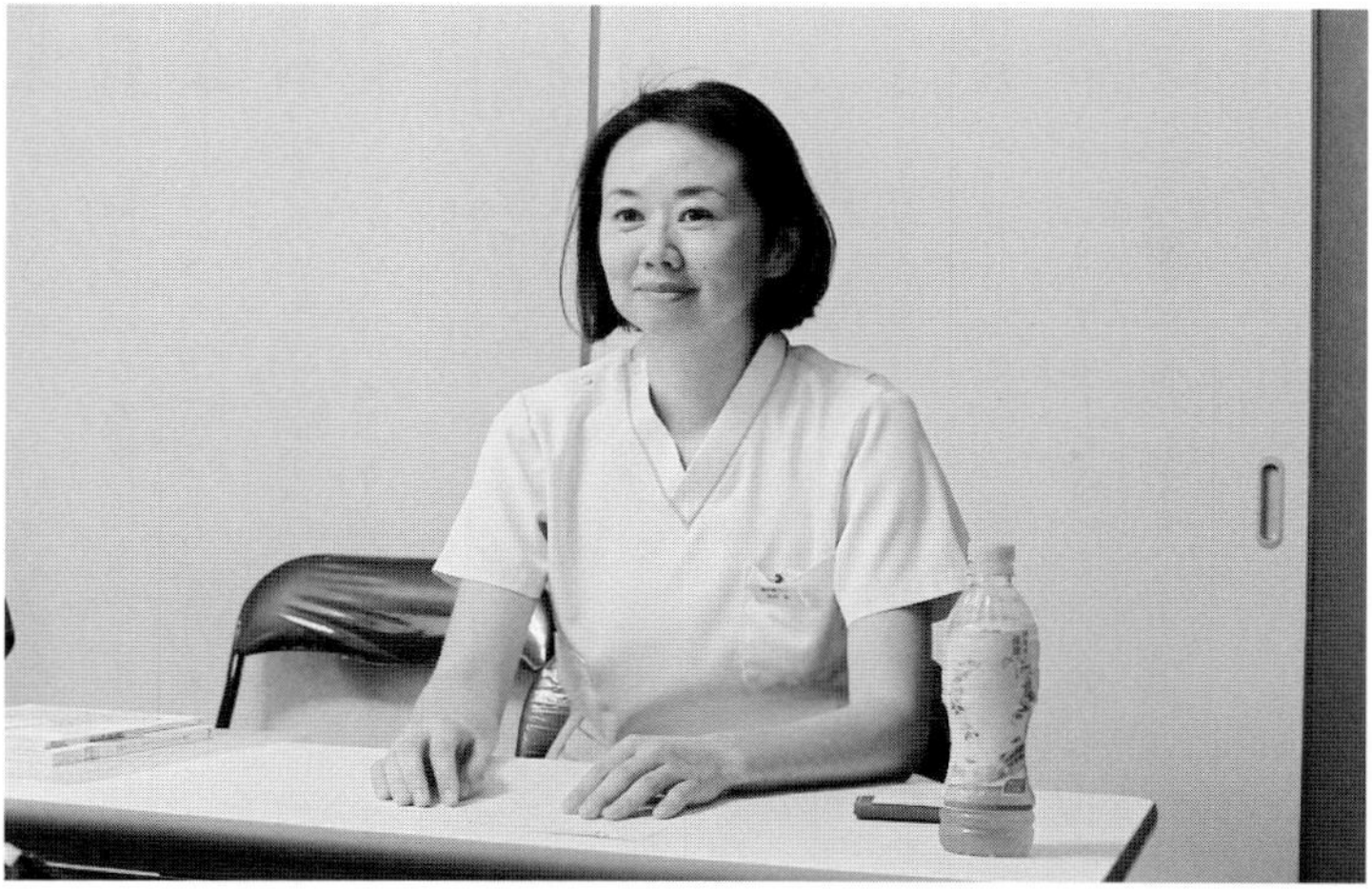

▲みどりの森デンタルクリニック 歯科衛生士 島村 彩さん。1994年、鶴見大学女子短期大学部　歯科衛生学科卒業。1994〜2001年まで他歯科医院勤務。2002年、みどりの森デンタルクリニック入社。翌2003年、出産のため退社。2005年、同院に復職

島村——そうです。

根本——医療法人真和会のヒストリーをご存知だと思います。12年間働かれていて、医院はこんな風に変わってきましたという感想を聞かせてください。

島村——最初は本当に普通の歯科医院でしたし、ここまで予防に力を入れていませんでした。ユニットの台数も少なかったので、来院した患者さんに、そのときできることをやっていくという感じでした。

根本——島村さんが入社した当時は、分院はありましたか。

島村——当院しかなかったです。

根本——チェアは一は何台ありましたか。

島村——最初は3台です。

根本――現在は。

島村――いまは、6台あります。

根本――2つの分院では。

島村――6台と7台です。

根本――3台から19台ですよね。すごく飛躍されていると感じます。本書のテーマは「増患」ですが、歯科衛生士の島村さんが見てきた増患のポイントがあれば、教えていただきたいと思います。

島村――当時、私たちスタッフだけで何かをするというのは、思いつかなかったです。そこに根本さんがいらして、ミーティングを始めたり、スタッフの顔写真を待合室に貼るようにしました。患者さんとのコミュニケーションシートを作って、患者さんを知ろうと努力していました。

根本――そうした積み重ねが実を結んだという感じですかね。

島村――そうですね。あと、園医を担当する保育園に、むし歯予防の話をしに行っています。そこから患者さんが来るようになったり、それが縁で園医を当院が担当するようになったりします。

根本――むし歯予防の話をするために行かれたのはどのようなところですか。

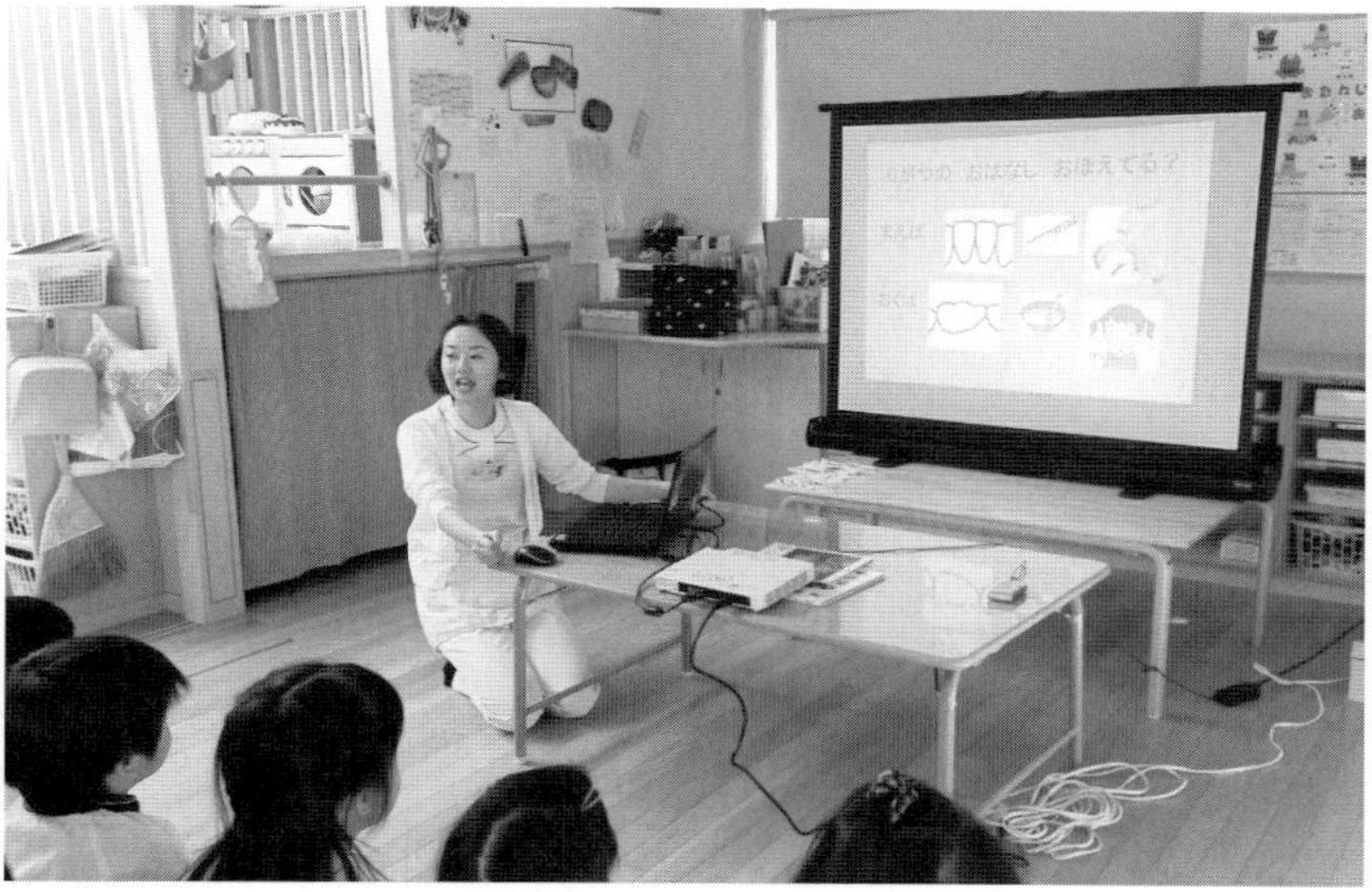
▲保育園でむし歯予防の話をする島村さん。地道な活動が増患に繋がっている

島村――市役所の子育て支援センターから紹介された子育てサークルや、そこで知り合ったお母さんがまた他のグループで呼んでくれたりとかですね。

根本――頻繁に行かれるんですか。

島村――いままで10回以上は行っています。

根本――そんなに行かれているんですか。お話を受けて来院されるお母さんは多いですか。

島村――結構、いらしてくれます。お子さんと一緒に来院されて、検診してほしいと。

根本――なるほど。ある意味、新規の患者さんになり得る人に話をしているようなものですね。

島村――そうですね。歯がそんなに生えていない子たちですから、すぐに来る子もいれば、何年かしてから来る人もいますけれども、種が蒔けているのかなとは思います。

コミュニケーションの下地をつくる

根本――一般的な話として、スタッフという立場の人は、新しい仕事を喜んでやりたがらないと思うんですよ。やはりプラスアルファの仕事ですから、やることが増えるじゃないですか。最初は「やった！　やろうね、これ」といった気持ちにはなれないと思うんです。島村さんはどのようにスタッフを巻き込んだのでしょうか。

島村――院長先生や私は根本さんとよく話をしていたので、「すぐにやらなきゃ」という気持ちになりやすい立場だったと思います。周りにいたスタッフは、「仕事が増えちゃう」と思っていたのではないでしょうか。ですから、最初のうちは「やろう」と言っても医院全体の流れがワンテンポ遅れるみたいな感じはありましたね。でも、私たちが率先してやる姿や患者さんの反応を見て、他のスタッフがついてきてくれました。「院長先生や私があそこまでやっているんだし、やったほうがいいのかな」と思ってくれたのではないでしょうか。

何より患者さんと話すことは、話しただけ患者さんと近くなりますよね。だから、自分にもプラスになるというのがわかれば、スタッフはやってくれるのかなという気持ちで取り組みました。

根本——自分自身にとってこれは有益だと感じてくれれば、あとは無理に言わなくても、自然とやってくれるようになっていくんですね。

島村——そうですね。患者さんから親しみをもって名前を呼ばれると、その患者さんのために頑張ろうと思えます。

根本——それはコミュニケーションが取れているということですね。

島村——そうだと思います。

根本——患者さんから名前を呼ばれるためには、どんなことをすればよいでしょうか。

島村——30分の診療のなかで5回以上は患者さんの名前を呼ぼう、声をかけようという目標を立てました。あとはゴールデンウイークだったり、夏休みとかがあれば、「どこか行きましたか」、「何をされましたか」などと聞いていました。自分と何か共通点がないかというのを意識して話すようにしていました。

根本——なるほど。島村さんのようにキャリアが長くて、かつ、先生の思いをくみ取る立場にいると、ご自身がアンテナを張っているから、新しいことを実践するのもスピーディだったと思います。

しかし、スタッフ全員にアンテナが立っているわけではないですし、コミュニケーションが苦手なスタッフもいると思います。そこが難しいところですよね。自分が普通にやれていることをできないスタッフをどう導いていくか。

島村——最初は患者さんとのやり取りを記したコミュニケーションシートを書いたら、枚数を数えて、その月は何人書けたかをみんなで競って、1位だったら図書カードをあげますというのをやっていました。

スタッフのみんなを巻き込むような取り組みをしたら、いままで消極的だったスタッフも頑張ってやるようになりました。結局、どうしてもスタッフによって温度差が出てしまいますので、みんなで競うというのはやってよかったですね。当時はトリートメントコーディネーターによるカウンセリングはやっていなかったのですが、患者さんを知ろうという意識は、ここから根づいたと思います。

給料の5倍働けているかどうか

根本——現在も島村さんは、先生とスタッフの間にいる、スタッフのリーダー的立場ですが、リーダーならではの悩みって、どんなことがありますか。

島村――院長の思いをうまく伝えられないときは、ちょっと思うところがありますね。「私がうまく伝えればもっとみんなを巻き込めたのにな」、「変換が下手だったかな」と思うこともあります。間に立たされることが多いので、スタッフからは「先生たちにこう言ってくださいよ」、先生たちからは、「歯科衛生士にこういう感じで指示して」と言われ、その対応でたいへんなときもあります。

あと、院長から「ここまで伝えといてね」という依頼があっても、どれぐらい強調して言ったらいいのか、まだ十分にコントロールすることができません。話して行動に変化がみられなかったら、もう少し強く言ったほうがいいのかと思ったりすることもあります。ちなみに、ちょうどいま面談中なんですよ。

根本――スタッフの方と?

島村――そうです。歯科衛生士については、今回は数字を意識する内容でした。根本さんの「給料の5倍働けているかどうか」という言葉を意識して、自分の実績を確認するスタッフもいました。

根本――それはすごいですね。

島村――そうなんですよ。私から言ったんじゃなくて、スタッフから、「やっぱり給料の5

倍働けているかどうかって気になるじゃないですか」って言ってきたんです。すごく感動しました。

根本――私も嬉しいです。

根本――院長の話を変換して、スタッフに伝えられるかどうかというのはすごく大事なポイントだと思います。

島村――いまは毎週木曜日、私と事務長と院長が医院にいるので、この日に意見交換を行い、そこでまとめたことを面談の場などを使って各スタッフに伝えています。

根本――スタッフとの面談をするうえで、気をつけていること、心がけていることはありますか。

島村――面談を行うにあたって、自分が勉強していないと、ただの雑談になってしまいます。最低限、コーチングの本を読んだり、セミナーに行ったりしています。

根本――勉強家ですね。

島村――でも、根本さんが来る前は、そのときの自分に合った時給が貰えればいいや、ぐらいにしか考えていませんでした。仕事に対しての価値もあまり考えてなかったですし、歯科衛生士の資格を持っているから、それで食べられればいいかなと思っていました。

根本――そういう考え方って、普通のスタッフにありがちなですよね。

島村——そうです。

根本——普通のスタッフだった島村さんが、いまのようになられたきっかけというのはありますか。

島村——スタッフが何人も辞めてしまったとき、何とかしなきゃいけないという気持ちがありました。でも、はっきりとそれを意識したのは、根本さんの話を聞いてからです。給料の5倍自分が働けているか、前向きでいることの大切さですね。

根本——そう言っていただけると光栄です。

辞めたいスタッフからの相談

根本——他のスタッフがどんどん辞めていったら、私もいつまでとか、泥船が沈む前に逃げなきゃみたいに考えてしまうスタッフのほうが多いと思います。そんななか、どうして踏み留まれたのでしょうか。

島村——自分でも不思議に思います。でも、考えられることのひとつとしては、患者さんとの付き合いが長いことです。私の担当の患者さんは10年以上の付き合いの方も結構います。

いま、カルテの番号が1万以上ありますが、私が診ている患者さんには6番の患者さんもいるんですよ。そうした長い付き合いの患者さんはご高齢だったりで、私がいることで安心して来てくれている人もいます。なので、ここを辞めたらあの人はどうなるのかなという気持ちがあります。

根本——患者さんに目線を向けると、そうなるということでしょうか。

島村——私はそうだと思います。

根本——もし、あるスタッフから辞めたいんですと相談されたら、どんなアドバイスをしますか。

島村——まず、辞めたい理由を聞きます。

根本——話を聞いてあげると。

島村——はい。突発的にそう思ったのか、ずっと辞めたいと思っていたのかをまず聞きます。突発的なスタッフは、そのトラブルがなくなればまた落ち着いて仕事はできますが、ずっと悩んでいて、もうこれ以上は無理というスタッフは、正直いって強く引き止めることはできないですね。

根本——島村さんのこれまでの経験だと、辞めると言われたスタッフは、やはり辞めてしまいますか。

島村――そんなことないですよ。あるスタッフは一時すごく悩んでいましたが、だけどまた頑張るって言ってくれました。現在も頑張っていますよ。

根本――いまも頑張ってくれているんですか。

島村――そうなんです。仕事で悩んでいたのですが、何かブレークスルーがあったんだと思います。

根本――最終的には本人に変化が起こったということですかね。

島村――だと思います。スタッフ同士で練習を重ねてて、やれることが増えてきて、これが自信に繋がったんだと思います。

根本――なるほど。やはり自信をつけさせるような機会が必要なんですね。

島村――そう思います。

根本――一生懸命頑張って自信をつけるスタッフがいる一方で、残念ですが辞めてしまうスタッフもいますよね。

島村――それまでに何かできなかったのか、考えたりします。

根本――島村さんは、院長とスタッフに挟まれる立場で、かなりストレスが溜まると思います。ご自身のメンタルコントロールは、どうされていますか。

島村――どうなんでしょう。自分の立場を理解していることもあり、こういうものなんだなと、あまりストレスを溜め込まないようにしています。事務長もいてくれるので、私で抱えきれない分は事務長と痛みを分かち合ったりしています。

根本――自分の話を聞いてくれる存在ということですね。

島村――そうです。やはり事務長もスタッフの話を聞いたりするので、一緒に話をすることは多いですね。

患者さんを時間どおり迎え、時間どおり帰す

根本――患者数が落ち込んでいて悩んでいる先生、スタッフから「どんなことをすればいいですか」と相談されたら、島村さんはスタッフの立場からどのように答えますか。

島村――答えは一つではないと思います。本当に小さいことから、たとえば、自分が患者さんにつくときに、「歯科衛生士の島村です」と、自分の名前をお伝えする、あとはマスクをしたままで挨拶するのをやめたり。こうした小さなことの積み重ねは大事だと思います。

根本――大事なことですよね。

島村――あとは、患者さんの次のアポイントを診療室で自分の責任をもってとっています。

「予定がわかれば連絡くださいね」ではなくて、「この日だったらとれますよ」と提案するようなかたちで。

根本——「●●さんは何曜日の何時ごろにいらっしゃいますから、3ヵ月後だとこの日はいかがですか」という感じでしょうか。

島村——そういった言葉がけです。

根本——確かに、いつにしますかと言われるよりも、答えやすいですね。

島村——当院ではほとんど受付ではなくて診療室でアポイントをとってしまいます。アポイント時には、待たせません。前に勤めていた歯科医院は1時間待たせるのはざらでした。当院では時間どおりに入れて、時間どおりに帰すということを常に心がけています。

　自費メインテナンスに通っていただいている患者さんもいますので、時間どおりにお通しするのはスタッフ全員が意識していると思います。

根本——それは大事なことです。今日、明日にでもできるところからやっていくことが大事なわけですね。

島村——紹介カードを作って待合室に置いたりとか、いまでもニュースレターを作っています。

スタッフが帰ってこられる環境を

根本——島村さんは長く医院の中核で頑張ってこられたわけですが、今後の目標や夢などがありましたら、ぜひ教えてください。

島村——私の担当患者さんは、長く通われている高齢者の方が多いとお話ししました。語弊があるかもしれませんが、最期までしっかり見届けたいという気持ちがあります。後輩たちもそうした気持ちで働いてもらえる医院ができればいいかなと思います。

根本——つまり、それだけ長く働ける職場ということですね。

島村——後輩たちのためにも環境を整えていきたいです。あと一歩だと思うのが、退職ではなく、産休、育休をとって帰って来てくれるスタッフが増えてくればいいかなと。患者さんも、知らないスタッフが多いと、不安になると思うんですよね。

根本——あそこの医院はころころとスタッフが替わるみたいな?

島村——口コミって、そのようなところから発生しますよね。高齢の患者さんは整形外科に通われてることが多いのですが、「またあそこの先生は替わったよ」と話してくれます(笑)

根本――スタッフがコロコロ替わってしまうと、患者さんは「また一から説明しなきゃいけないんだ」と思ってしまいますよね。

島村――スタッフには前向きでプラス思考で考えるスタンスを、根付かせたほうがいいです。それが長く勤めることに繋がります。

根本――スタッフの力を引き出せる、島村さんみたいなスタッフがいるというのは、強みだと思います。

島村――強みになっていればいいんですけれど(笑)。

根本――すごくなっていますよ。長年働かれていても決しておごることのない、そういうプラスな雰囲気をもっている島村さんみたいな人材が、これから歯科界に増えてくれたらと思います。

おわりに

最後までお読みいただきありがとうございました。「はじめに」でも書きましたが、社会人になってからの学習は、「実践することを決めるためにするもの」です。本書は「読んで終わり」ではなく**「読んでからが始まり」**です。ひとつでも多くの取り組みを実践をしてください。

本書は多くの方々の支えによって誕生しました。

まず、日夜「どうしたら、よりよい成果が出るか？」をご一緒に考えさせていただいたクライアントの院長先生、スタッフの方々に感謝申し上げます。コンサルタントは、コンサルタントを必要としてくださっているクライアントがいらっしゃって初めて成り立つ存在です。いまの私があるのはクライアントの皆様のおかげです。

そして、ご多忙中、貴重なお話を聞かせてくださった、寄田幸司先生、折戸惠介先生、島村彩様にも感謝申し上げます。お三方の、机上の空論ではない血と汗と涙のご経験は、多くの院長先生、スタッフの皆様の魂を揺さぶると確信しています。

次に税理士法人恒輝 福田税務・労務合同事務所 所長の福田英一先生。福田先生がデンタルダイヤモンド社と私を繋げてくださったことで本書が存在します。同事務所の梅北聖人先生にも、日ごろから手厚いサポートをいただいております。

そして、何と言っても私の師匠である、経営戦略研究所 代表取締役 岩渕龍正社長の下での7年間の修業期間があったからこそ、いまの私があります。「成功するためにはメンター(師匠)の存在が不可欠である」と、多くのビジネス書に書かれていますが、私の師匠が岩渕社長で本当によかったと、心から感謝しています。

デンタルダイヤモンド社の山口徹朗様、多川 衛様にも感謝申し上げます。本書は山口様、多川様との共作と言っても過言ではありません。

1ヵ月のほとんどをコンサルティングに費やしているため、会社に行くことは月に2回程度です。会社が機能しているのは、メンバー一人ひとりの当事者意識によるものです。

そして最後に両親へ。私にとって2作目となる『なぜあのクリニックは待ち時間があっても満足度が高いのか? ~待ち時間対策 24の手法~』(中外医学社)を出版した数日後、百貨店に入っている書店でこの本を見つけた母は、会計時に書店の店員さんに「この本は息子が書いたものです」と宣伝していたと、父からメールが届きました。そんな両親のもとに生まれてきたことに感謝しています。

ここにすべてを挙げられたわけではありませんが、本書はこれだけ多くの方々の愛情によって生まれました。必ずや読者の皆様を成功、成長へと導いてくれると信じています。

▪ 著者紹介

根本和馬（ねもと かずま）

アンリミテッド株式会社 代表取締役

医経統合実践会 主宰／医経統合コンサルタント

2003 年、横浜の精神科病院に入職。2005 年、歯科コンサルティング会社に入社。経験と実績を積み、その先進的な経営ノウハウを内科、眼科、耳鼻科などの医科クリニックに活用するため、「医経統合実践会」を設立。2011 年独立し、アンリミテッド株式会社を設立。代表取締役に就任。

著書に『診療所機能アップのためのクリニック・マネジメント入門　クリニックを「プロ集団」に変える 33 の秘訣』（医学通信社）、『なぜあのクリニックは待ち時間があっても満足度が高いのか？　～待ち時間対策 24 の手法～』（中外医学社）がある。

３ヵ月に１度開催される通年制セミナー「医経統合実践塾」は、医院経営に対して意識の高い院長、スタッフが 120 名以上日本全国から集まり、自院の実践事例を共有し合う学びの場となっている。

歯科医院増患プロジェクト

スタッフみんなで取り組む26の手法

発行日　2017年９月１日　第１版第１刷

編著者　根本和馬

発行人　濵野 優

発行所　株式会社デンタルダイヤモンド社

〒113-0033 東京都文京区本郷 3-2-15 新興ビル

電話＝ 03-6801-5810㈹

https://www.dental-diamond.co.jp/

振替口座＝ 00160-3-10768

印刷所　能登印刷株式会社